からだをいたわる命のごはん

余命3カ月のガンを克服した私のレシピ66

髙遠智子

はじめに

こんにちは。パーソナル薬膳料理家の高《たか》遠《とう》智《とも》子《こ》です。私自身の闘病の経験と学びをもとに、ひとりひとりのからだに寄り添う料理教室を、現在は対面とオンラインのプライベートレッスンで行なっています。

いずれも、カウンセリング形式で聞き取りをしながら、食材を生かしたオーダーメイドレシピを提案しています。

私が行なっているパーソナル薬膳料理は、フレンチの料理法と薬膳的な理論を融合させ、さらに麹といった発酵食品など日本的な食材も取り入れたもの。それぞれのからだの状態に合った素材を使った、すべて私のオリジナルレシピです。

今までの著書を読んでくださった方からの感想で、特に多かったのが、日々の不調（病気ともいえない「未病」の状態）を食で整える方法、食でメンタルをケアする方法、私のからだに寄り添う日々のごはんを知りたいという声でした。

そこで本書では、私の薬膳料理の真髄である「ブイヨン」（だし汁。パート5で詳しく紹介）を使ったレシピを多くご紹介しつつ、手をかけなくても作れるからだに寄り添う食のヒントをビジュアル版でまとめてみました。

世の中が新しいウイルスに翻弄されたりと、健康の大切さを痛感します。バランス良く食べて、免疫力を上げましょう。からだの働きを助ける八角《はっかく》、丁子《ちょうじ》、生姜、カルダモン、コリアンダー、シナモン、サフラン、当帰《とうき》などのスパイスを使ったレシピをたくさん紹介しています。

ゆったりと召し上がってくださいね。

2020年4月

髙遠智子

からだをいたわる命のごはん　もくじ

＊本書の中に出てくる病気治癒の過程やクライアントの感想は、あくまでも個人的なものです。また、著者がレッスンで行なっている料理デモンストレーションやレシピ提案は、医療行為ではありません。掲載しているレシピの効果・効能には個人差があります。

Part. 1

教室で人気のレシピベスト5

この章では私の個人レッスン、「コトダマヒーリング」受講後のアンケートで人気だったレシピを紹介しています。簡単に作れるものばかりなので、ぜひ試してみてくださいね。

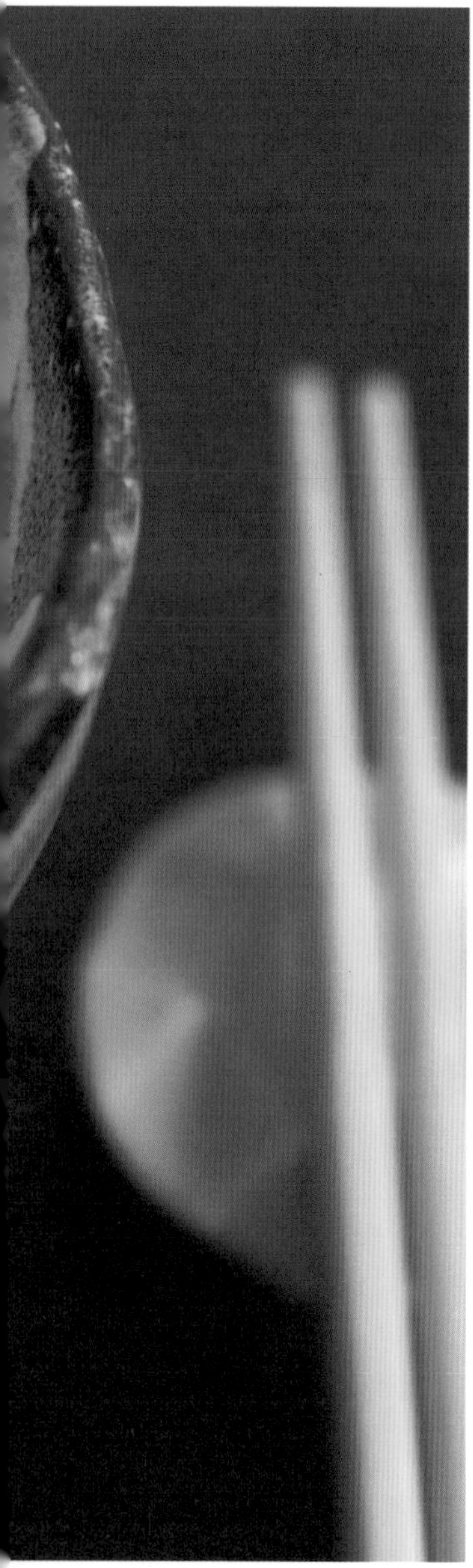

たっぷりわかめうどん

わかめには肝臓脂肪を分解するフコキサンチンが豊富です。抗コレステロール、免疫力を高め、抗ウイルス、抗ガン作用などもあります。

【材料】２人分
乾燥わかめ…大さじ4
うどん…２玉
生醤油…大さじ２
お酒…大さじ２
からだが喜ぶブイヨン（P68）…800cc
小口ネギ…大さじ１
柚子皮…千切り適量
七味唐辛子…適量

【準備】
・わかめは、戻してひと口大に切っておく

【作り方】
1.鍋にわかめを入れ弱火で素焼きにし、焼き目がついたら取り出す。
2.１の鍋に生醤油を注ぎ、中火にして香りが出たらお酒を入れてアルコールを飛ばす。
3.ブイヨンを注ぐ。
4.３にうどんを入れて一煮立ちさせ器に盛り付け、１のわかめをあしらい青ネギ、柚子皮をちらし、七味唐辛子、もしくは子宝スパイス（P26）でいただく。

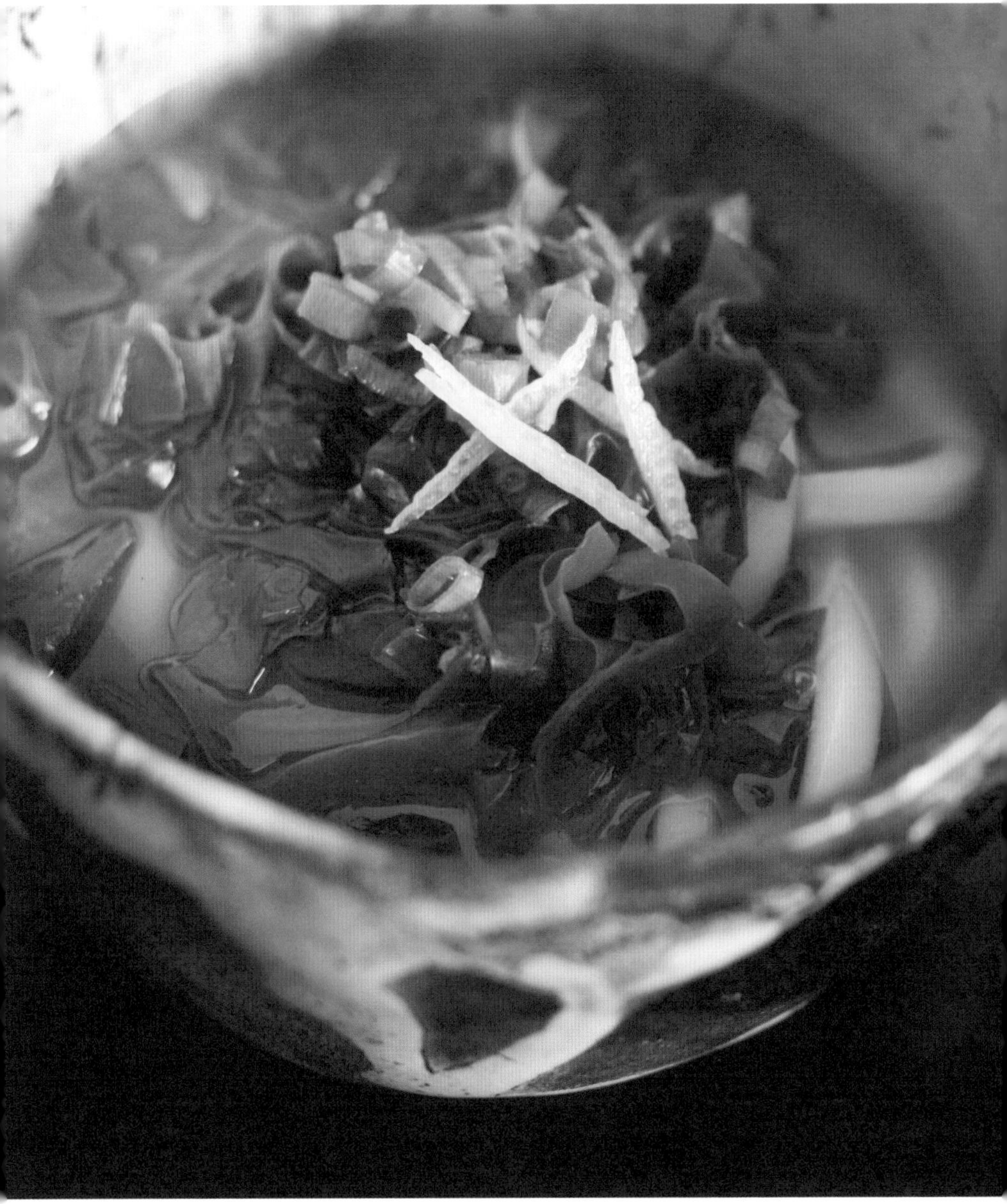

りんごの杏《シン》露《ル》酒《チュウ》コンポート

ルイボスティーを使用してりんごを桃のように柔らかく煮込む、さっぱりとしたデザート。隠し味に生姜と丁子、杏露酒を。夏冷え、冬の底冷えからくる痛みも緩和します。

【材料】2人分
りんご… 1/2個
塩…2つまみ
杏露酒… 200cc
丁子（クローブ）… 2個
生姜 … 皮つきのまま千切り大さじ1
ルイボスティー…ティーバッグ1個
ローズマリー… 1枝
水…100cc

【準備】
・りんごは皮をむき、くし切りにして、ひとつまみの塩をすり込んでおく
・丁子は包丁の背で軽く潰しておく

【作り方】
1.鍋に生姜とひとつまみの塩を加え、甘い香りが出るまで弱火で乾煎りする。
2.水100cc、ルイボスティーティーバッグ1個、杏露酒、丁字、ローズマリーを入れて中火でひと煮立ちさせ、杏露酒のアルコールを飛ばす。
3.熱いうちにりんごを加えて粗熱が取れたら、冷蔵庫で半日寝かせてからいただく。

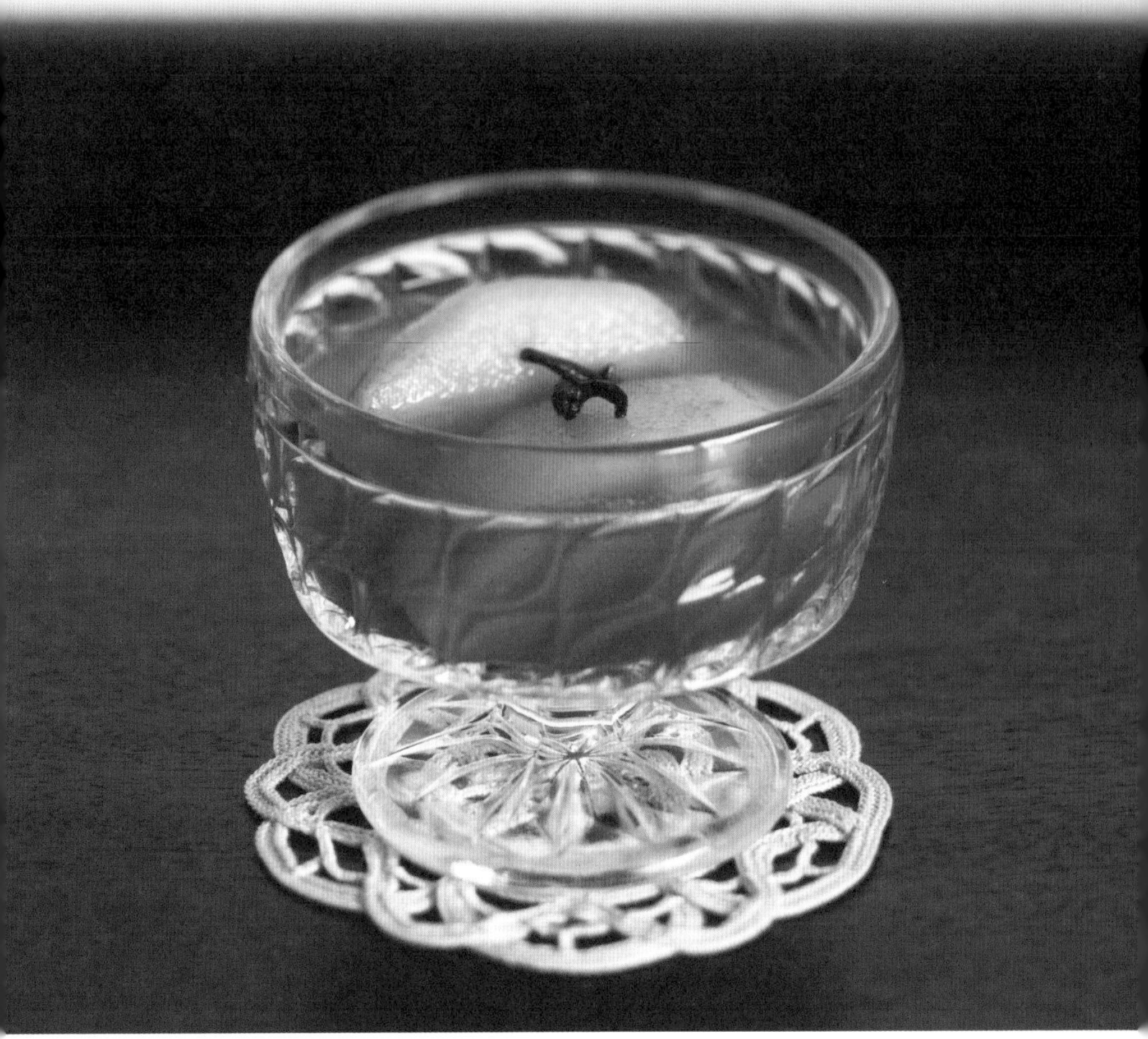

もち米ごぼうパセリの薬膳スープ

もち米は温性で胃腸を温める働きが高い穀物。利尿作用を高めるごぼうと合わせて腎機能の改善が期待でき、美肌効果があります。パセリをたっぷり入れることで血を綺麗にする働きも。

【材料】2人分
ごぼう…ささがき大さじ2
もち米…大さじ3
塩…ふたつまみ
からだが喜ぶブイヨン（P68）…600cc
パセリ…刻んだもの大さじ1

【準備】
・もち米は、軽く研いでざるにあげておく

【作り方】
1.鍋にごぼうを入れてひとつまみの塩を加え、きつね色になるまで弱火で乾煎りする。
2.1にもち米を入れ、さらにひとつまみ塩を入れて同様に濃いめのきつね色になるまで乾煎りする。
3.2にブイヨンを注ぎ蓋をして13分ほど中火で煮る。
4.3をカップに注ぎ、パセリを入れて出来上がり。

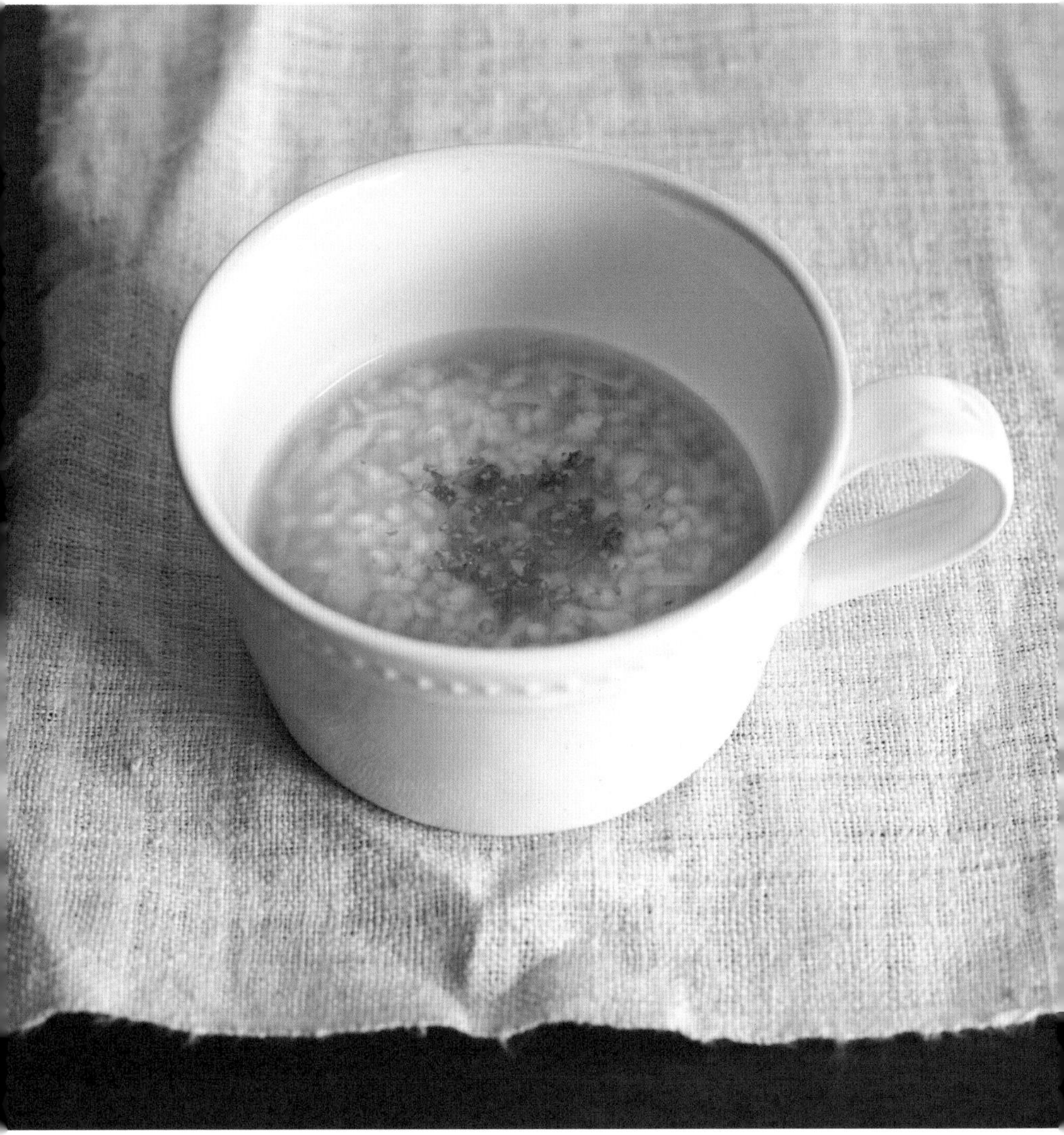

Part.1
教室で人気のレシピベスト5

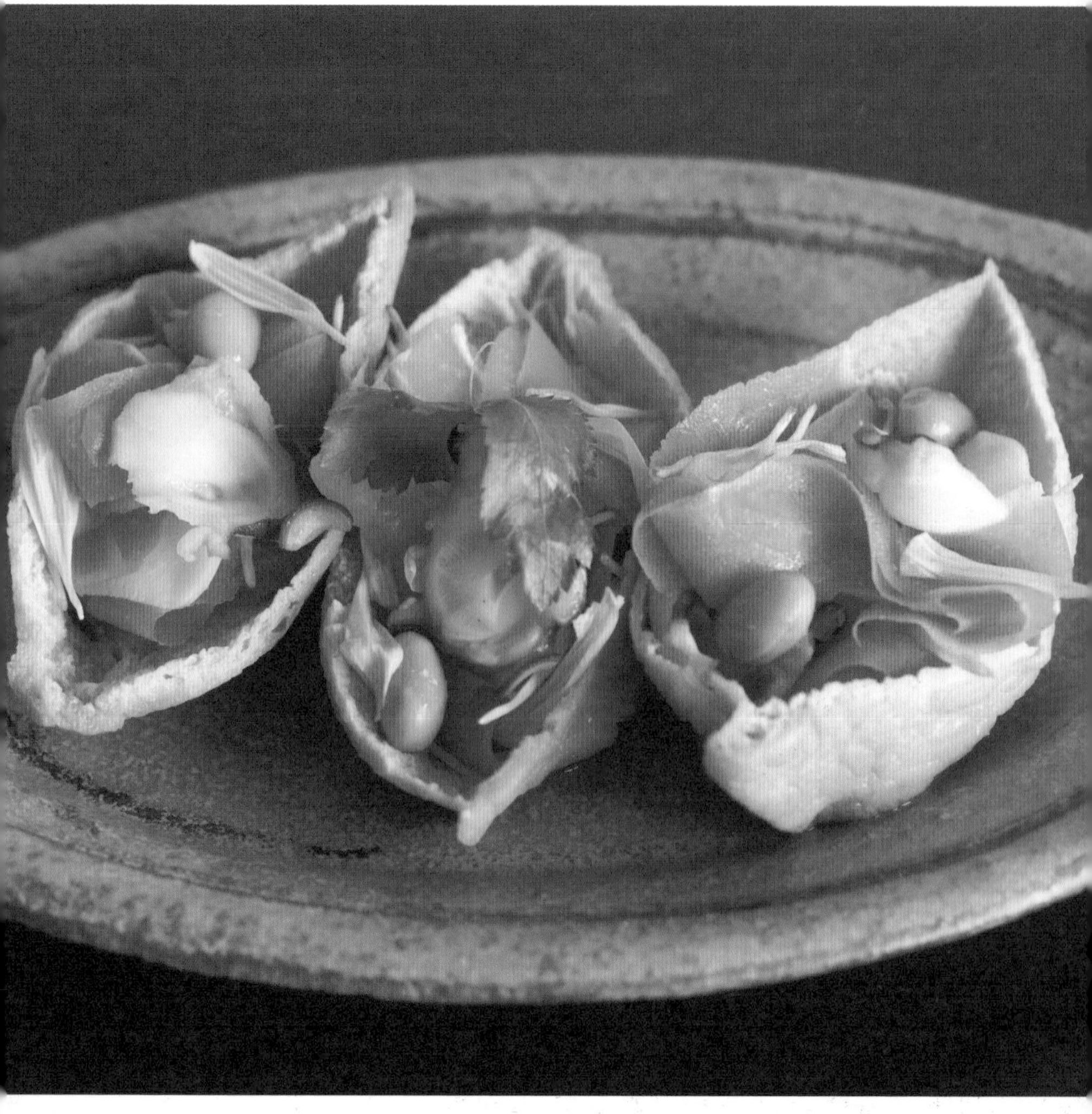

タコと根菜のおいなりさんサラダ

タコや蒸し大豆、人参、菊の花を鮮やかにマリネしたサラダを甘めに煮た油揚げに入れた一品。季節の変わり目に起きやすいアレルギーや花粉症は肝臓の疲れが原因のひとつ。タコのタウリンと人参のグルタチオンで肝臓のケアを。

【材料】4個分
茹でたタコの足…3cm程度
人参…1/3個
蒸し大豆…大さじ3
生姜…みじん切り小さじ1
塩…ひとつまみ
からだが喜ぶブイヨン（P68）…大さじ2
オリーブオイル…大さじ2
クミンパウダー…3ふり
レモン汁…大さじ1
米酢…大さじ1
菊花…1個
いなりずし用油揚げ（市販のものでも可）…2枚

【準備】
・油揚げを煮て、開いておく
　①鍋に油揚げと、からだが喜ぶブイヨン200cc、メイプルシロップ大さじ1、塩大さじ1（すべて分量外）を入れてひと煮立ちさせる。
　②お酒大さじ1、醤油大さじ1.5（ともに分量外）を加え、落し蓋をして弱火で8分ほど煮る。
　③粗熱が取れたら、汁気を切り、袋になるように三角に切る。
・タコは、薄切りにしておく
・人参はピーラーで薄いリボン状にしておく
・菊花はばらしておく

【作り方】
1. フライパンに人参を入れてひとつまみの塩をして、さっと中火で炒める。
2. 1に蒸し大豆とからだが喜ぶブイヨン、クミンパウダーを入れる。さらにタコを入れ、水気を飛ばしながら炒め煮にする。
3. 2にオリーブオイル、レモン汁、米酢、菊花を混ぜ約20分くらいおく。いなりずし用油揚げの中につめてお皿にのせる。飾りに三つ葉をあしらって彩りをそえても。

寝不足さんのサンドイッチ

寝不足続きには多少の香辛料を取ることでむくみ対策をするのがオススメ。マスタード、粒山椒を効かせ、きゅうりの代わりにセロリを挟み込みました。セロリの気を下ろす働きと利尿作用、マスタードと山椒の気の滞りを流す働きで、寝不足続きでもシャッキリ1日過ごせます。

【材料】2人分
厚切り角食パン…2枚
セロリの茎…1/3本
　牛乳…大さじ2
A　からだが喜ぶブイヨン（P68）…大さじ1
　卵…2個
粒山椒…6粒
マスタード…適量
発酵バター…適量
あしらい用のパセリ…適量

【準備】
・セロリは筋切りをして、5mmの厚さに斜め切りする
・スクランブルエッグを作る
　①ボウルにAを入れて、混ぜておく。
　②フライパンに発酵バターを落とし、中火にして溶けたら弱火にして①を流し入れる。
　③包丁の背でたたいて潰した粒山椒を②に入れ、さっと半熟スクランブルエッグにする。

【作り方】
1.パン2枚に発酵バター、マスタードの順に塗る。片方のパンにセロリを並べ、その上にスクランブルエッグをのせ、もう1枚のパンで挟む。
2.ラップで包み、パンと具がしっかりとくっついたら、半分に切る。ラップを外していただく。

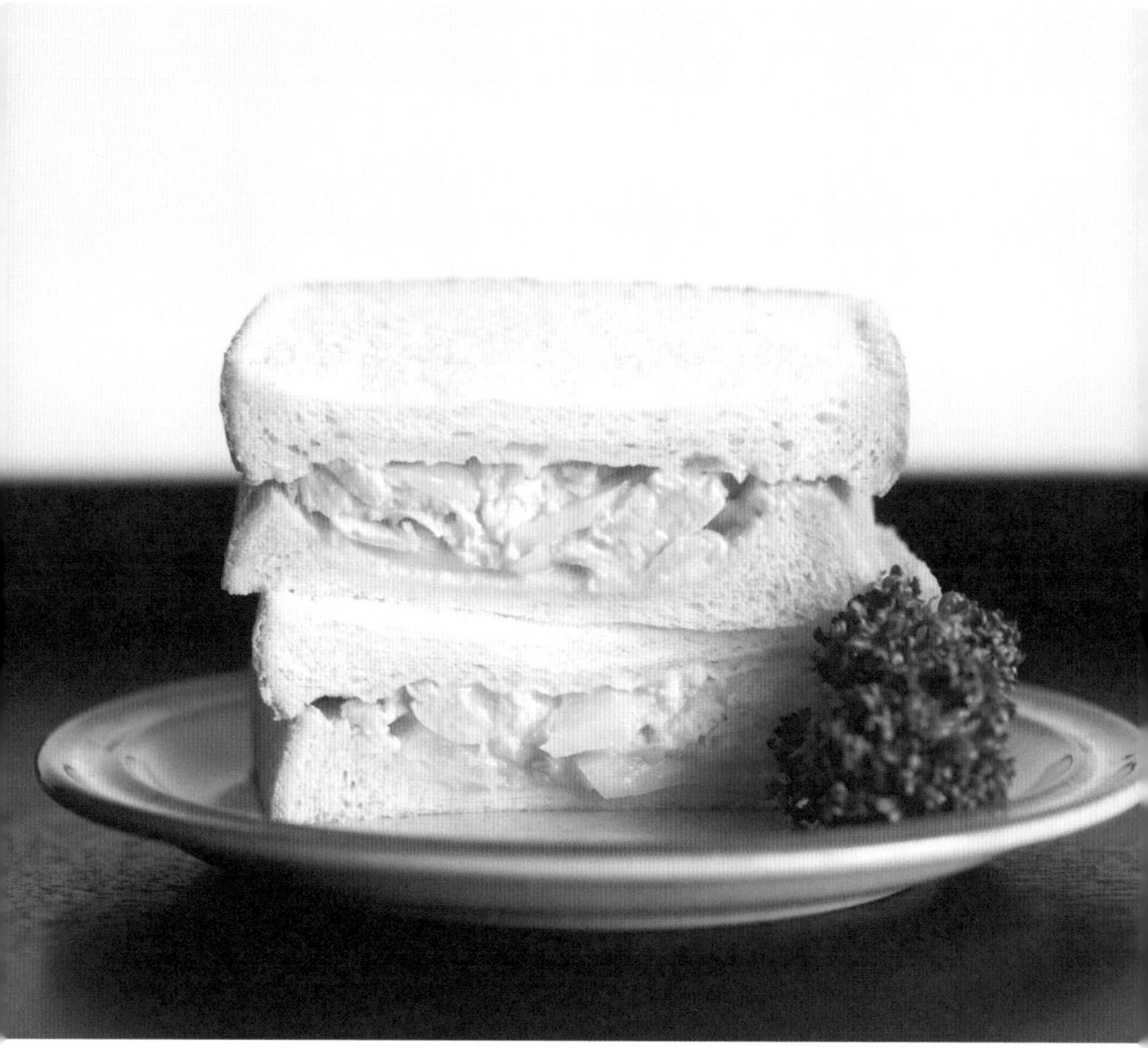

Column 1

食べ始めと食べ終わりを意識すると、からだがすっきり

五穀豊穣、自然、四季折々、作ってくださる方に感謝をして、ゆっくりと味わい、噛み締め、唾液を意識して召し上がっていますか？　味覚を感じていますか？
食事を美味しくいただくのは、人間にとって幸せを感じるひと時です。
毎日の食事をより美味しくいただくために、私が毎日心がけている秘訣をお伝えしましょう。

食事の「食べ始め」には、日頃の体調を少しでも緩和できることに意識をフォーカスします。料理の香りを嗅ぎ、ホッとして、豊かな食事の時間になるように心がけるのが「食べ始め」。お肉や魚介、お野菜が入った具沢山のお味噌汁やスープでからだを緩めて「美味しい」を噛み締めてください。

「食べ終わり」には白湯や温かいお茶と共に、酸味のある梅干し、漬物、ピクルスなどの香の物をいただきます。噛んだ時に伝わる音を耳下腺へ響かせ、唾液の分泌を促します。その後、深い呼吸をします。前頭葉とおなか（胃）に手をあて、1、2、3、4とゆっくりからだ中の息を吸いとり、次に胸（肺）と首の後ろ（松果体の後ろ）に手を置き換えて5、6、7、8でハァーッと吐き切ります。これを食後に3回繰り返すとからだがすっきりします。

ちなみに食べ始めについては、ベジタブルファースト、ミートファースト賛否両論があります。
お野菜から始めるにしても、お肉から始めるにしても、ゆっくり噛み締めなければ、消化不良で下痢や便秘の要因になりかねません。なので私はどちらでも良いと感じています。

Part.2

代謝力 睡眠力 免疫力 3つのテーマでからだをいたわる

この章は、代謝、睡眠、免疫力がテーマです。昨今、生活スタイルの乱れから深い睡眠を取れない方が多いようです。そのためか、女性、男性共に腸の調子が崩れてしまって、不調を訴える受講者さんも多くいらっしゃいます。免疫力を食べて改善する！レシピです。

代謝力アップ

カレーやラーメンといった馴染みのあるごはんに、代謝の上がるスパイスをほどよく使った内臓脂肪の燃焼を高めるメニューをご紹介。

ナスと鶏ささみのミントサラダ

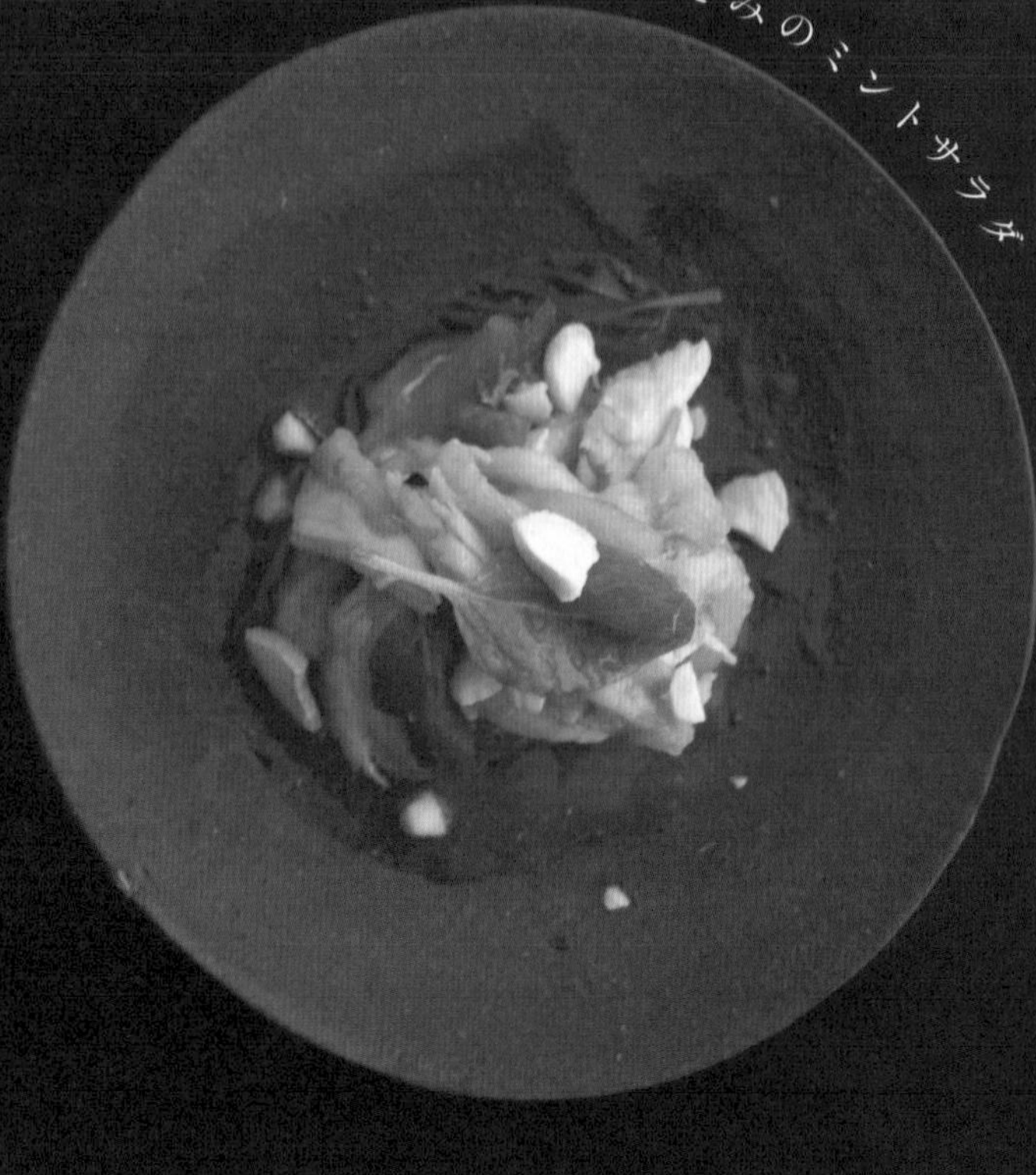

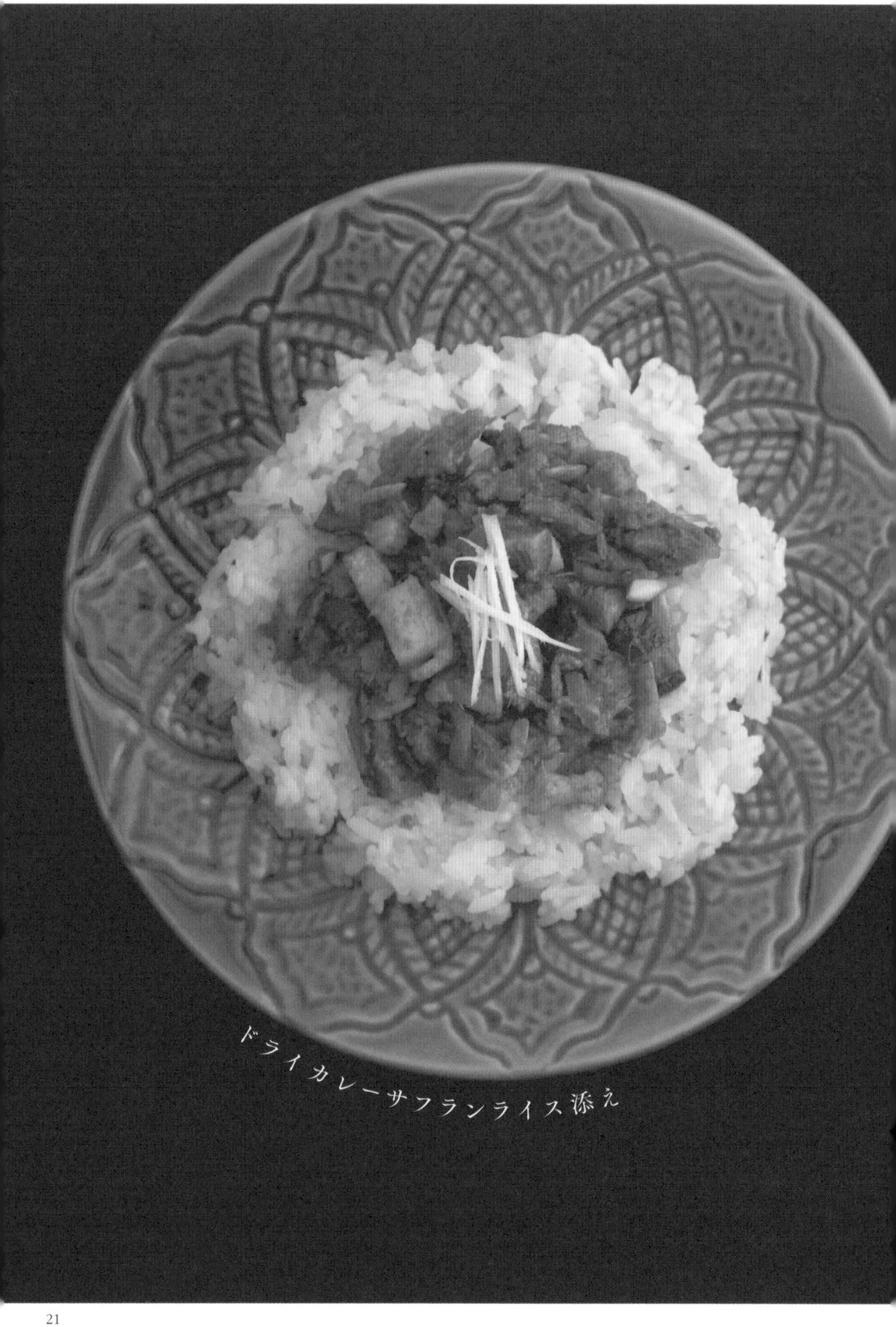

ドライカレーサフランライス添え

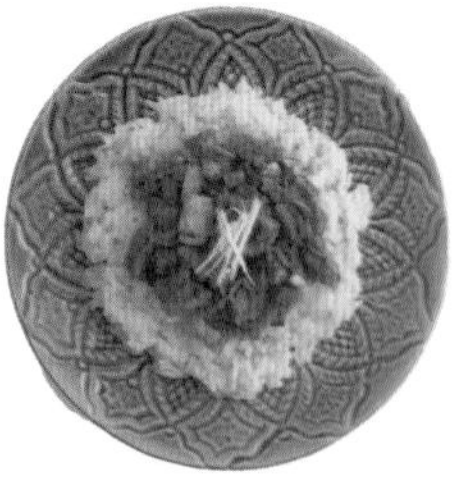

ドライカレーサフランライス添え

カレーは代謝の上がる料理としてよく知られています。骨の代謝に欠かせないビタミンDが豊富な干ししいたけを用い、また干した桜えびのアスタキサンチンの働きで、血液をさらさらにして代謝を上げます。

[ドライカレーのペースト]

【材料】2人分

ニンニク…2かけ[みじん切り]
生姜…みじん切り大さじ2
干ししいたけ…2枚[戻して角切り]
玉ねぎ…1/2個[みじん切り]
チャーシュー、もしくは豚バラ肉
…角切り大さじ2
干し桜えび…大さじ1
[すり鉢で粉状にする]
薄口醤油…小さじ2
塩…2つまみ
カレー粉…大さじ2
A
パプリカパウダー…大さじ1
ターメリック…小さじ1
五香粉…小さじ1
ナツメグ…2ふり
発酵バター…大さじ2
からだが喜ぶブイヨン（P68）
…1/2カップ

【作り方】

1. 鍋にニンニクを入れて弱火で乾煎りをする。
2. 生姜を入れ、ひとつまみの塩をふり混ぜながら香りが出るまで加熱し、玉ねぎ、しいたけを入れ、さらに塩をふって水分をしっかり出す。
3. 桜えびを入れ、乾煎りしてからカレー粉を入れて焼き付け、Aのスパイスをすべて入れたら、一度鍋全体をかき混ぜて焼き付けるようにする。
4. チャーシューを入れてひと炒め（豚バラの場合、色が変わるまで炒める）したら、ブイヨンを入れて混ぜながら水分を飛ばす。
5. 薄口醤油を鍋肌にそって回し入れ、香ばしい香りを出したら出来上がり。（冷めたら保存容器に入れて、冷蔵庫で10日ほどもつ）
6. 食べる直前に、鍋に発酵バターを溶かし入れ、上記ペーストを入れて炒めると美味しく仕上がる。お皿にサフランライスと一緒に盛り付けたら出来上がり。お好みで白髪ネギ、赤ピーマン、ブロッコリー、ミニトマト、たくわん、らっきょうの酢漬けなどを添える。

[サフランライス]

サフランは漢方では番《ばん》紅《こう》花《か》と呼ばれて月経異常を改善し、循環器の代謝を上げる治療薬でした。最近では脳の代謝を高め、アルツハイマーの軽減やうつ病の改善を促す働きが高いといわれる食材です。

【材料】2人分
サフラン…耳かき1杯分
冷水…カップ2
米…カップ2
もち米…2つまみ

【作り方】
1.サフランを120ccの水につけておく。もち米を研いでおく。
2.米を研いだら、同量の水(分量外)、もち米を入れ、冷蔵庫で30分浸水させる。
3.2をざるでよく水切りして鍋に入れ、サフランをつけておいた水ごと入れ、冷水を注いで炊く。中火で沸騰したら、弱火にして15分ほどで炊き上がる。

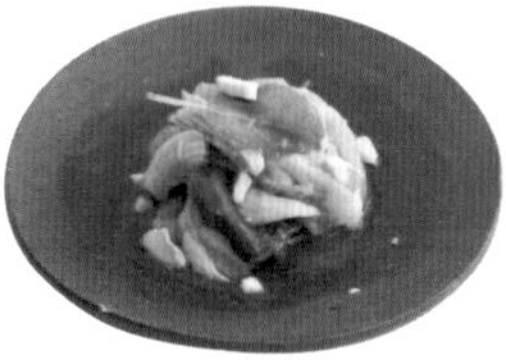

ナスと鶏ささみのミントサラダ

カリウムが豊富なナス。焼きナスにすることによって旨味が増します。ミントと鶏ささみを加えたさっぱりとしたとろみのあるサラダです。

【材料】2人分
ナス…2本
鶏ささみ肉…1本[蒸して割いておく]
スペアミント…5g
玉ねぎ…1/8個[極薄切り]

A
からだが喜ぶブイヨン(P68)…大さじ1
レモン汁…大さじ1
オリーブオイル…大さじ1
レモンの皮…すったもの少々

カシューナッツ…8粒[砕いておく]

【作り方】
1.ナスは、グリルで両面を焼き、熱いうちに皮をむき、短冊切りにする。ひとつまみの塩を入れた冷水に15分つけて、水気をギュッと絞る。
2.フライパンに玉ねぎと塩を2ふりして中火で炒め、水分を飛ばす。オリーブオイル大さじ1を加えキツネ色になるまでソテーする。
3.ボウルに1、鶏ささみ肉、スペアミント、炒めた玉ねぎを入れて混ぜる。
4.Aをよく混ぜてから3にかけて、カシューナッツ、スペアミントをあしらい出来上がり。

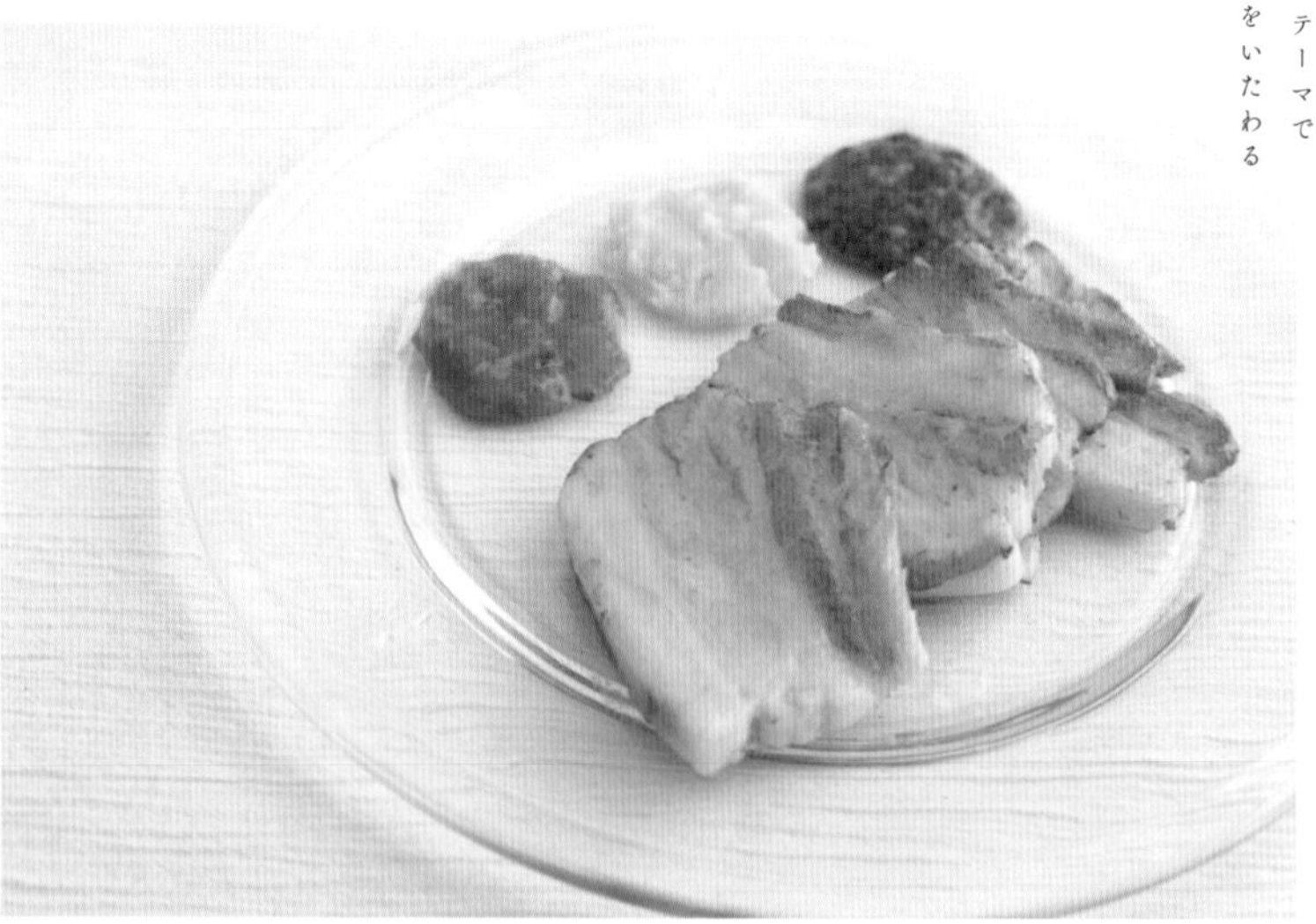

シンプルチャーシュー3種のソース

チャーチューを作るのはとても簡単。生醤油と梅干しを使いお肉の熟成をさせるので風味豊かになります。豚肉はビタミンB群が豊富で、疲労回復を促し倦怠感を緩和させ、代謝を上げる食材です。

【材料】4人分

豚バラ肉のかたまり…500g

調味液
- 藻塩…大さじ1
- 純米酒…150g
- 生醤油…150g
- 梅干し…1個

湯冷まし（水）…1ℓ

【準備】

・チャーシューを仕込んでおく

①豚バラ肉全体に藻塩をすり込み1時間ほどおく。その後楊枝で所々刺しておく。

②純米酒、生醤油、梅干しを叩いたものを肉全体にまぶし、ストックバッグなどに入れ、空気を十分抜いてから閉じる。

③4日間野菜室で休ませる。

【作り方】

1. 鍋に湯冷まし（水）と下ごしらえした肉を入れ、極弱火で45分加熱する。鍋からあげたら、キッチンペーパーなどで水気をしっかり取り除く。（茹で汁と肉を取り出した後の調味液は取っておく。P26のラーメンで使用）
2. ひと晩冷蔵庫で休ませ、食べる際にフライパンで焼き目をつけ、厚さ約1cmに切ってお皿に盛る。お好みのチャーシューソースでいただく。

[チャーシューソース]

赤 ソース

【材料／作りやすい分量】
トマト… 1 個 [角切り]
いちご… 4 個 [角切り]
かんずり…小さじ 1
お酒…大さじ 1
塩…ひとつまみ

【作り方】
1.かんずりを鍋に入れて弱火で乾煎りしてからトマトを入れて潰し、ペースト状にする。
2.いちごを入れて塩ひとつまみとお酒を入れ中火にして、さらに炒めながら潰す。ペースト状になったら火からおろし、ハンドミキサーにかけてソースにする。

黄色 ソース

【材料／作りやすい分量】
りんご…1/2 個 [みじん切り]
キャベツ… 1 枚 [ざく切り]
お酒…大さじ 2
白胡椒… 4 ふり
塩…ひとつまみ
ターメリック…ひとふり

【作り方】
1.りんごを鍋に入れて弱火で乾煎りしてから白胡椒をふり、キャベツを入れる。
2.塩をひとつまみ、お酒、ターメリックを入れ、中火にして、さらに炒めながら潰し、ペースト状になったら火から下ろし、ハンドミキサーにかけてソースにする。

緑 ソース

【材料／作りやすい分量】
春菊… 3 株 [極みじん切り]
海苔… 1 枚
からだが喜ぶブイヨン (P68)
…大さじ 2
醤油…小さじ 1

【作り方】
1.海苔は、手で細かくちぎり、大さじ 1 のブイヨンにつけておく。
2.春菊を鍋に入れ、ひとつまみの塩 (分量外) を加え、弱火で乾煎りして香りを出す。
3.だし汁を加え、海苔、醤油を入れてひと煮立ちさせ、とろみをつけたら火から下ろしハンドミキサーにかけて完成。

やさしいおうちラーメン

ラーメンは今や日本のソウルフード。お気に入りのお店に足繁く通う方も多いことでしょう。P24のチャーシューをつけた調味液を使った和風ラーメン。手作りのスパイスでからだが温まります。自宅でも楽しんでもらえたら嬉しいです。

【材料】1人分
シンプルチャーシュー（P24）の
調味液…全量
しいたけ…1枚
シンプルチャーシュー（P24）の
茹で汁を濾したもの…全量
麺（市販の麺で可）…1玉
麺茹で用の水…1ℓ
青ネギ…適量
シンプルチャーシュー（P24）…お好みで
子宝スパイス…適量

【準備】
・麺茹で用の水を別鍋で沸騰させておく
・シンプルチャーシュー（P24）の調味液と同じものを使う
・シンプルチャーシュー（P24）の茹で汁を使う

【作り方】
1.鍋にうす切りにしたしいたけと塩2つまみ（分量外）を入れ、少し焼き目がつくまで乾煎りする。チャーシュー作りの下ごしらえで使った調味液を加え、香りが立つまで時々かき混ぜながら弱火で煮る。
2.チャーシュー作りの茹で汁を濾し、1を少しずつ加え、中火にかける。
3.沸騰させておいた湯でラーメンを茹で、湯切りをしっかりする。
4.温めた丼に麺を入れて2を注ぐ。チャーシューをのせ青ネギと1のしいたけを添えたら完成！お好みで子宝スパイス、もしくは胡椒をかけて。

[子宝スパイス]

ベースの大和《やまと》当帰《とうき》はセリ科の原種で、根は当帰芍薬散《しゃくやくさん》（婦人科3大漢方薬のうちのひとつ）などの漢方薬として用いられ、葉は近年、食用としてお茶や粉末で販売されています。血の巡りを良くする働きがあります。黒胡椒、温性の山椒、抗菌作用の高い丁子と一緒にすり鉢ですって、香り高いスパイスにしました。

【材料】作りやすい分量
大和当帰の葉（乾燥粉末）
…大さじ2
山椒…4粒
丁子…4粒
黒胡椒…13粒

【作り方】
1.材料をすべて鍋に入れて軽く香りが出るまで炙る。
2.すり鉢に入れてよくする。
3.瓶などに詰めて保存して、調味料として使用する。肉料理、麺類、サラダにも合います。

Info：『根は薬・葉は食す 大和当帰』www3.pref.nara.jp/sangyo/yamatotouki

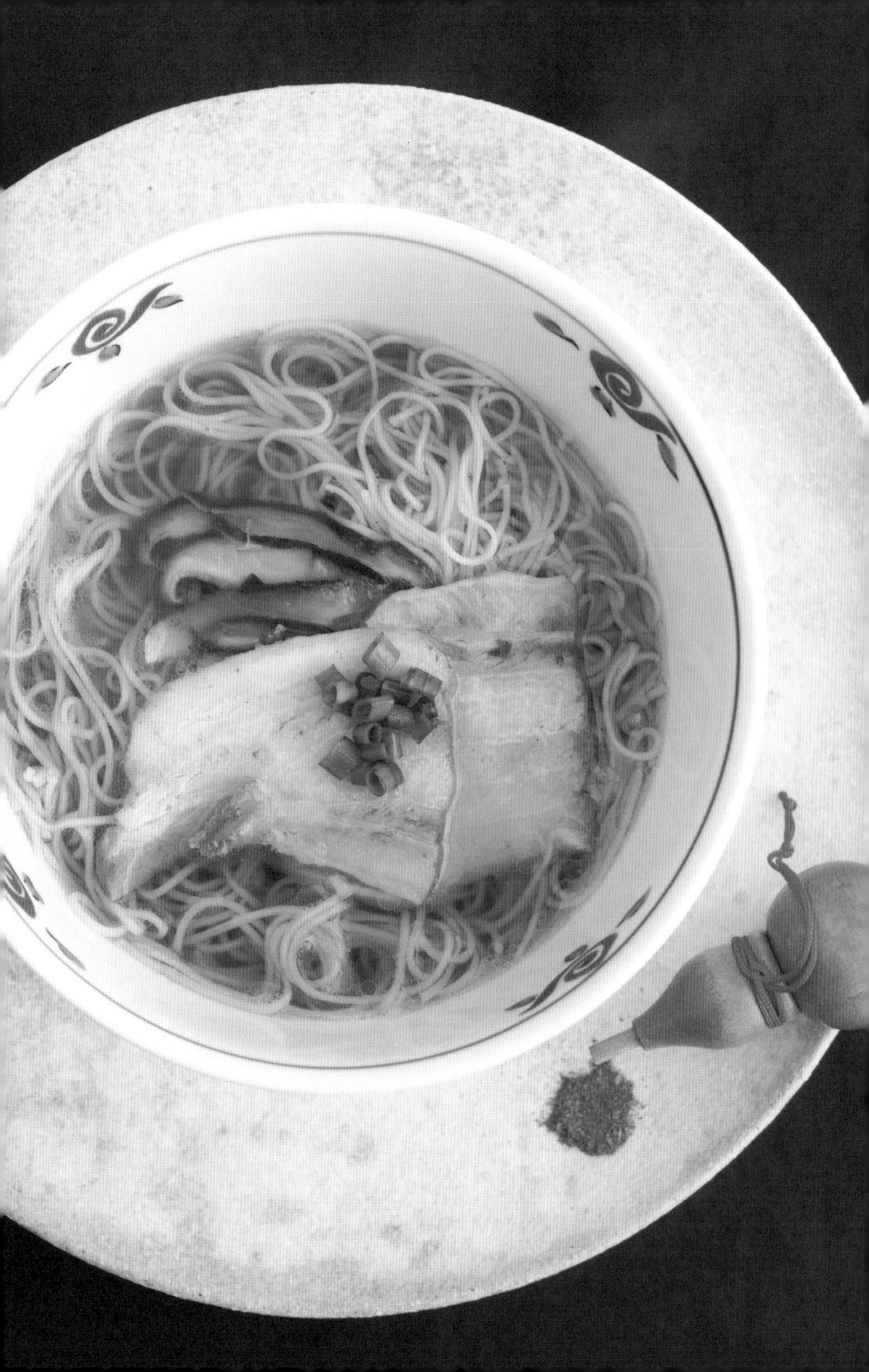

睡眠力アップ

睡眠力アップには適度な運動、規則正しい生活が大事ですが、頭にのぼった気を下げることも大切。ヨーグルト、菜の花などを摂取するのがおすすめです。

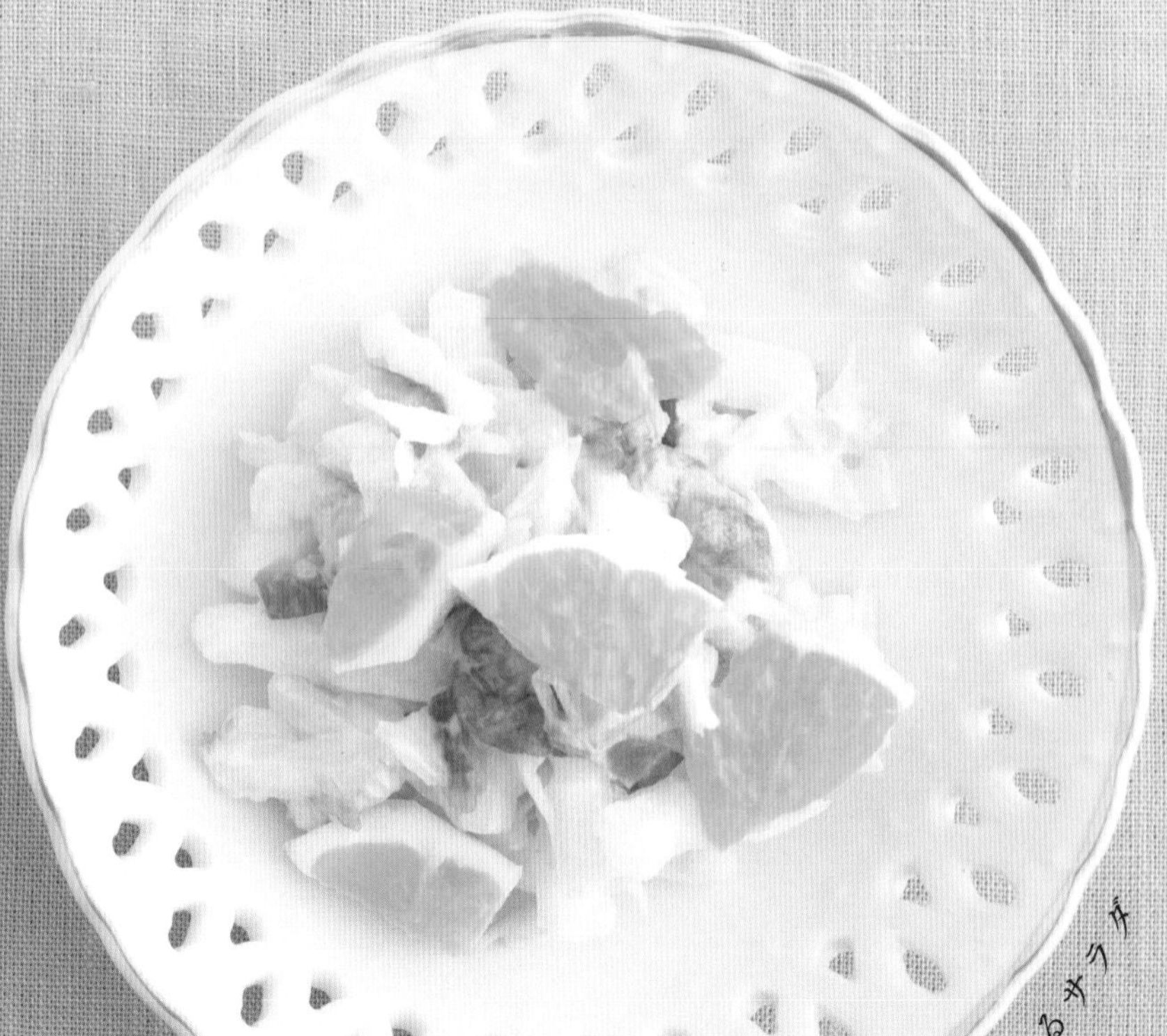

白菜、オレンジの血を綺麗にするサラダ

菜の花と新玉ねぎのスープ

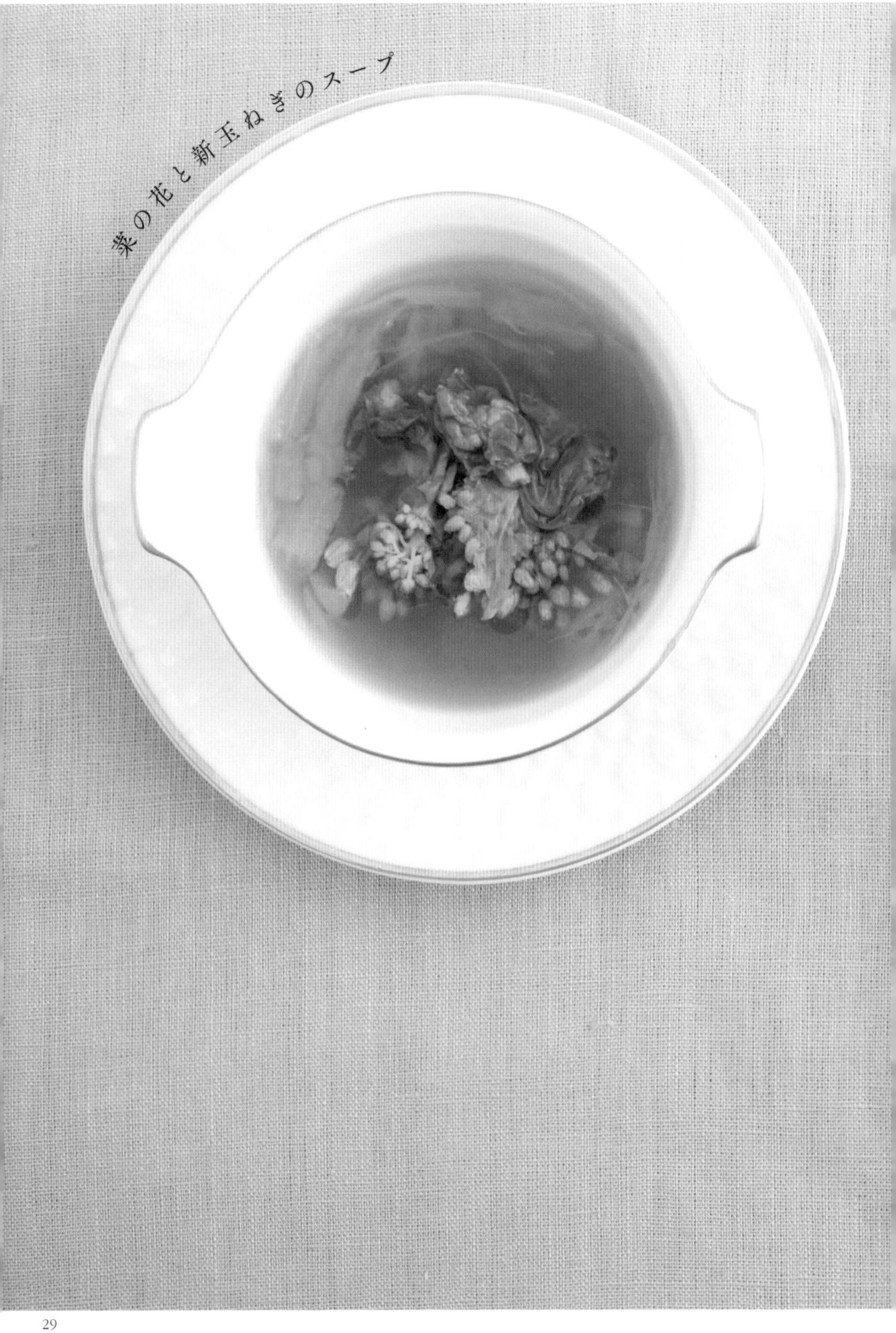

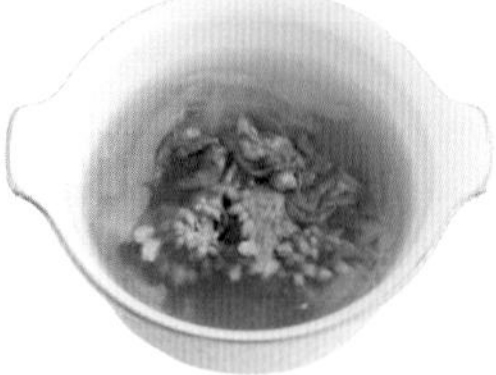

菜の花と新玉ねぎのスープ

玉ねぎは温性の働きが強い食材で、成分の硫化アリルは気持ちを落ち着かせ、眠りをさそう作用があります。質の良い睡眠には安定した呼吸が大切。菜の花には肺などの呼吸器系を保護する働きがあります。シンプルな醤油ベースのスープ。

【材料】２人分
菜の花…２株ほど
新玉ねぎ…1/4個
すりおろし生姜…小さじ１
丁子…２ふり
塩…少々
醤油…少々
からだが喜ぶブイヨン（P68）…400cc

【準備】
・菜の花はからだが喜ぶブイヨン（P68）で蒸し煮にしておく
・玉ねぎは薄切りにして塩でもんでおく
・すりおろした生姜は、弱火で乾煎りしておく

【作り方】
1.よくしぼった新玉ねぎを鍋に入れ、中火で水分を飛ばしてきつね色にする。
2.鍋肌に醤油をかけて香りを出してからブイヨンを注ぐ。
3.生姜を入れてひと煮立ちさせたら丁子をふり、火を止める。
4.菜の花を半分に切り、器に入れたら３を注いで出来上がり。

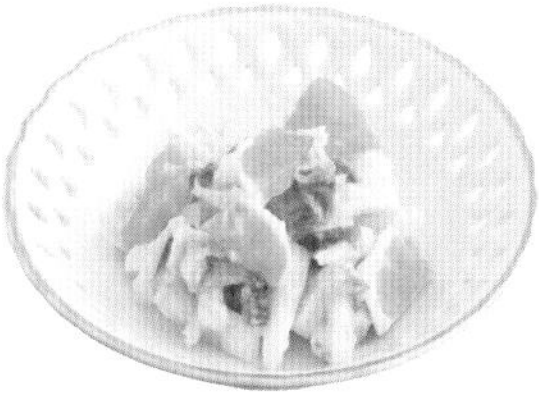

白菜、オレンジの血を綺麗にするサラダ

白菜に、代謝を高めるオレンジを合わせることで、血液の流れが良くなります。ミネラルたっぷりのデーツ、亜鉛を含むカシューナッツ、カルシウム豊富なヨーグルトの3つの食材にはトリプトファンが多く含まれており、さらなる安眠へと導いてくれます。

【材料】２人分
白菜…２枚
すりおろし生姜…小さじ１
ドライデーツ…あられ切りカップ1/2
オレンジ…1/2個
砕いたカシューナッツ…小さじ１
オリーブオイル…大さじ１～２
ヨーグルト…大さじ１
杏露酒…小さじ１
塩…少々

【準備】
・白菜は、千切りにして塩ひとつまみ（分量外）かけ、もんでおく
・生姜は弱火の鍋で乾煎りしておく
・オレンジは皮をむいてひと口大に切っておく

【作り方】
1.ボウルに水気をよくしぼった白菜、デーツを入れて、生姜を加えてよく混ぜ、刻んだオレンジも入れてよく混ぜる。
2.１に、カシューナッツ、ヨーグルト、杏露酒、塩の順に混ぜながら具材を合わせる。10分おいたら、さらに混ぜる。
3.器に盛り付け、オリーブオイルをまわしかけたら出来上がり。

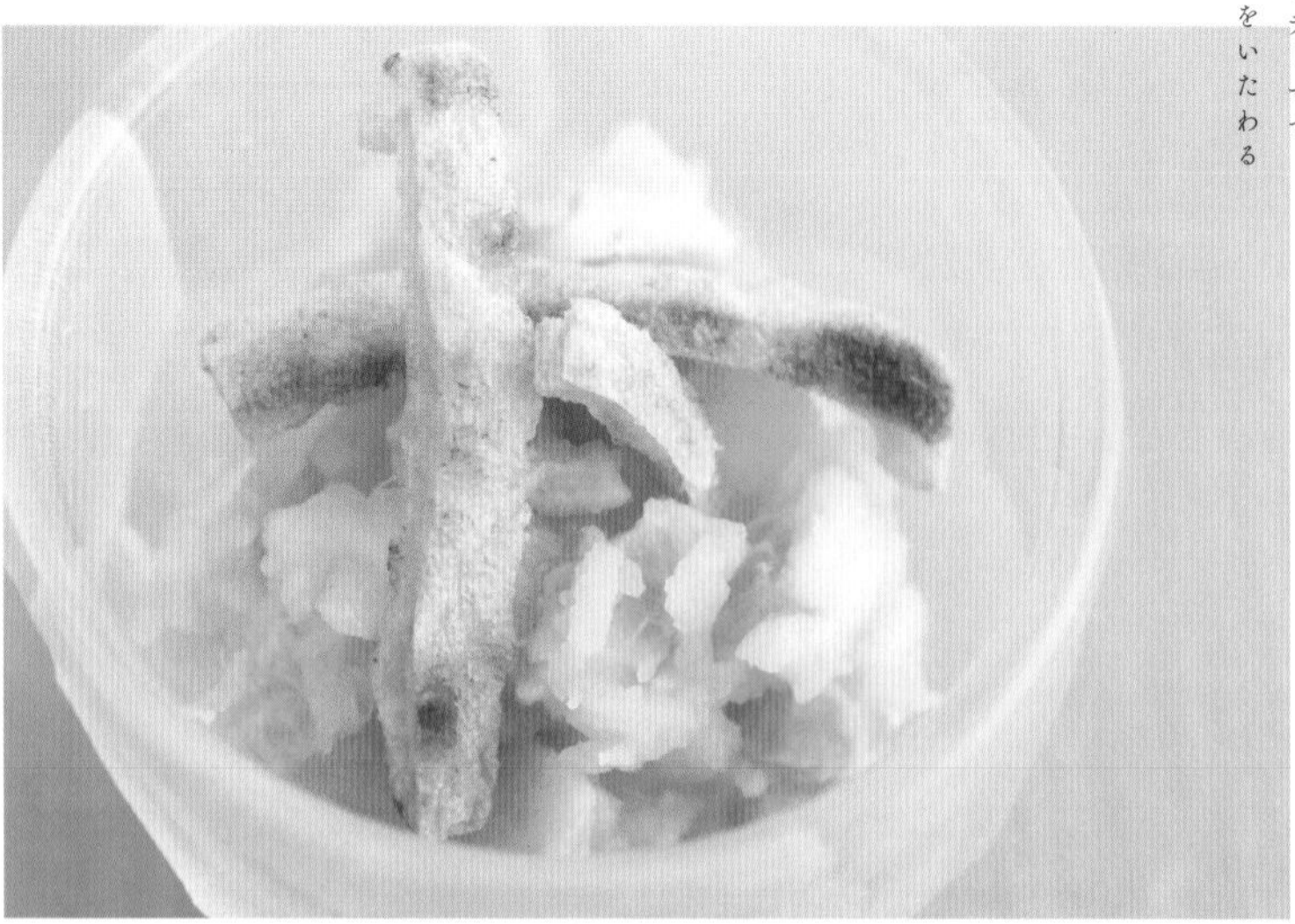

サツマイモ、サーモンのサクッとサラダ

食感のアクセントに油揚げを添えました。サーモンの良質なオメガ3系脂肪酸は疲労回復、冷え性改善の作用があり、サツマイモと合わせることで腸の代謝が高まり、安眠へと導きます。

【材料】2人分
らっきょう…2個
サツマイモ…130g
サーモン刺身…さいの目切り大さじ1
塩…2つまみ
からだが喜ぶブイヨン（P68）…大さじ2
オリーブオイル…大さじ2
油揚げ…1/2枚

【準備】
・らっきょうはみじん切り、サツマイモはホイルに包んでグリルで約20分焼き、皮つきのまま潰しておく
・サーモンはさいの目切りにして塩とオリーブオイルでマリネしておく
・油揚げは短冊切りにして、フライパンでカリッと焼いておく

【作り方】
1.フライパンでらっきょうを中火にかけ、塩ひとつまみ（分量外）を加えて、乾煎りし、水分を飛ばす。粗熱をとっておく。
2.ボウルにサツマイモ、サーモン刺身、からだが喜ぶブイヨン、1のらっきょう、オリーブオイル大さじ1を入れてよく混ぜる。
3.器に盛り付け、油揚げをのせて出来上がり。

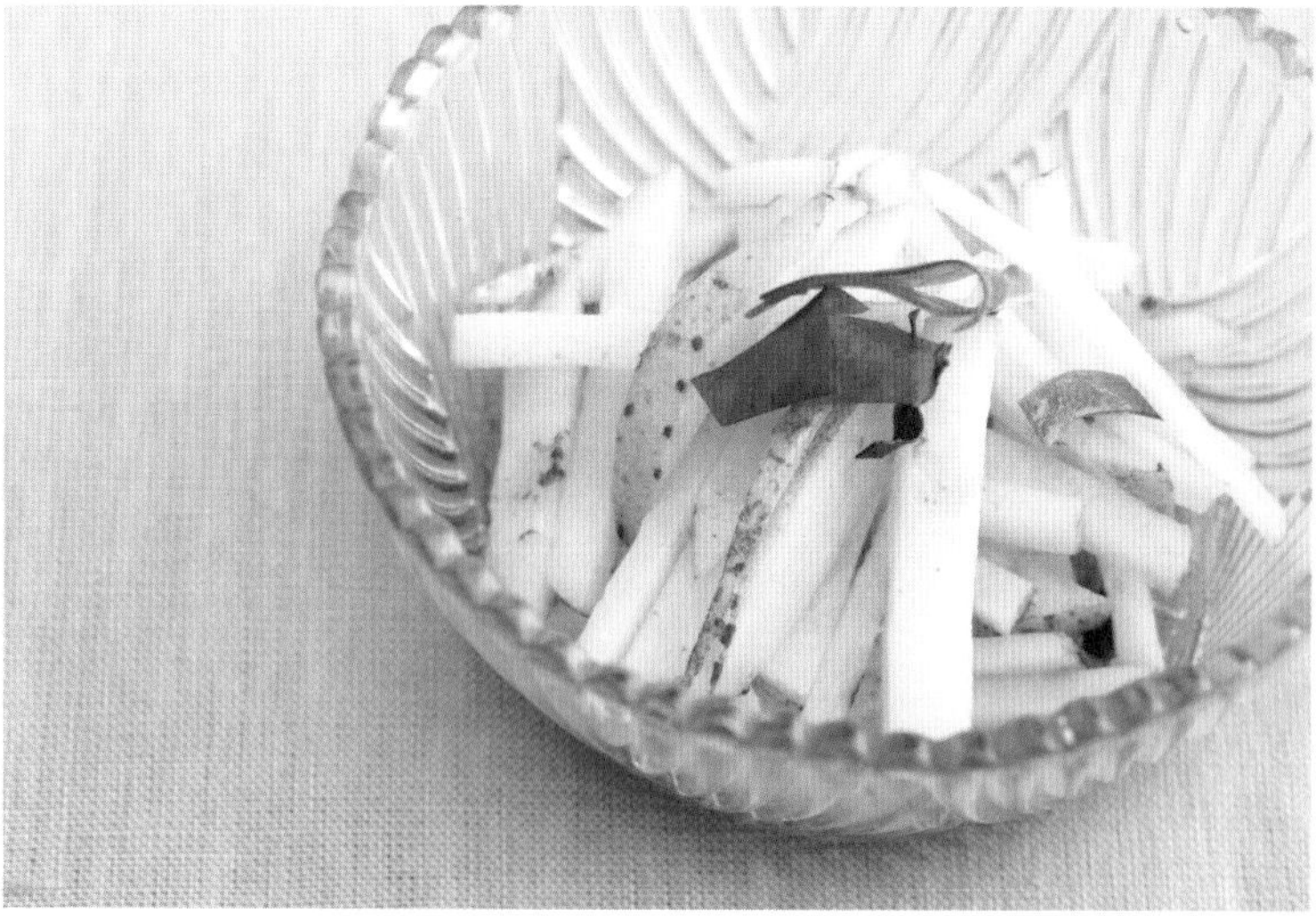

ジャガイモのシャキシャキソテー

ジャガイモに含まれるパントテン酸が疲労回復作用を高めてくれ、イライラを防止してくれます。冷めてもシャキシャキした食感が楽しめるレシピです。

【材料】２人分
ジャガイモ…１個
からだが喜ぶブイヨン（P68）
…大さじ１
クミンパウダー…小さじ１
かつおの厚削り…１枚
塩…少々
オリーブオイル…大さじ２

【準備】
・ジャガイモは、皮ごと千切りにし塩ひとつまみをふってもんでおく
・かつおの厚削りはハサミで１cm幅くらいに切っておく

【作り方】
1.フライパンにジャガイモを入れて、中火で乾煎りして水分を飛ばす。
2.１にブイヨンを入れてさらに炒め、水分を飛ばす。
3.２にオリーブオイルを加え、強火にして、かつおの厚削り、クミンパウダー、塩をふりさっと炒める。
4.お皿に盛り付けて出来上がり。

イカとビーツの薬膳リゾット

疲労回復効果の高いタウリンを含むイカには、ストレスを軽減する成分も。鉄分豊富な赤ビーツ、植物性タンパク質の油揚げと合わせて深い旨味を出しています。おだしベースのリゾットです。

【材料】2人分
刺身用イカ…30g
セロリ…みじん切り大さじ1
赤ビーツ…みじん切り大さじ2
からだが喜ぶブイヨン（P68）…1ℓ
生米…1カップ
塩…小さじ1
油揚げ…1/2枚
A［すりおろしたニンニク…1片分
オリーブオイル…大さじ1
レモン汁…大さじ1］
お酒…大さじ1
オリーブオイル…大さじ2

【準備】
・油揚げは、両面焼いてひと口大に切っておく

【作り方】
1. 弱火の鍋にAを入れてよく混ぜる。セロリを加え色が透明になり、香りがでるまで炒める。
2. 1に赤ビーツを入れてさっと炒め、イカを入れお酒を加えて、水分を飛ばす。
3. 別の鍋に米を入れて塩をふり、薄くきつね色になるまで炒める。
4. 3にオリーブオイルを注ぎ、お米をフライするようにさらに炒めてから、油揚げを入れる。
5. 4にからだが喜ぶブイヨンを少しずつ加えてから2を加え、水分が飛ぶまで中火で煮たら出来上がり。

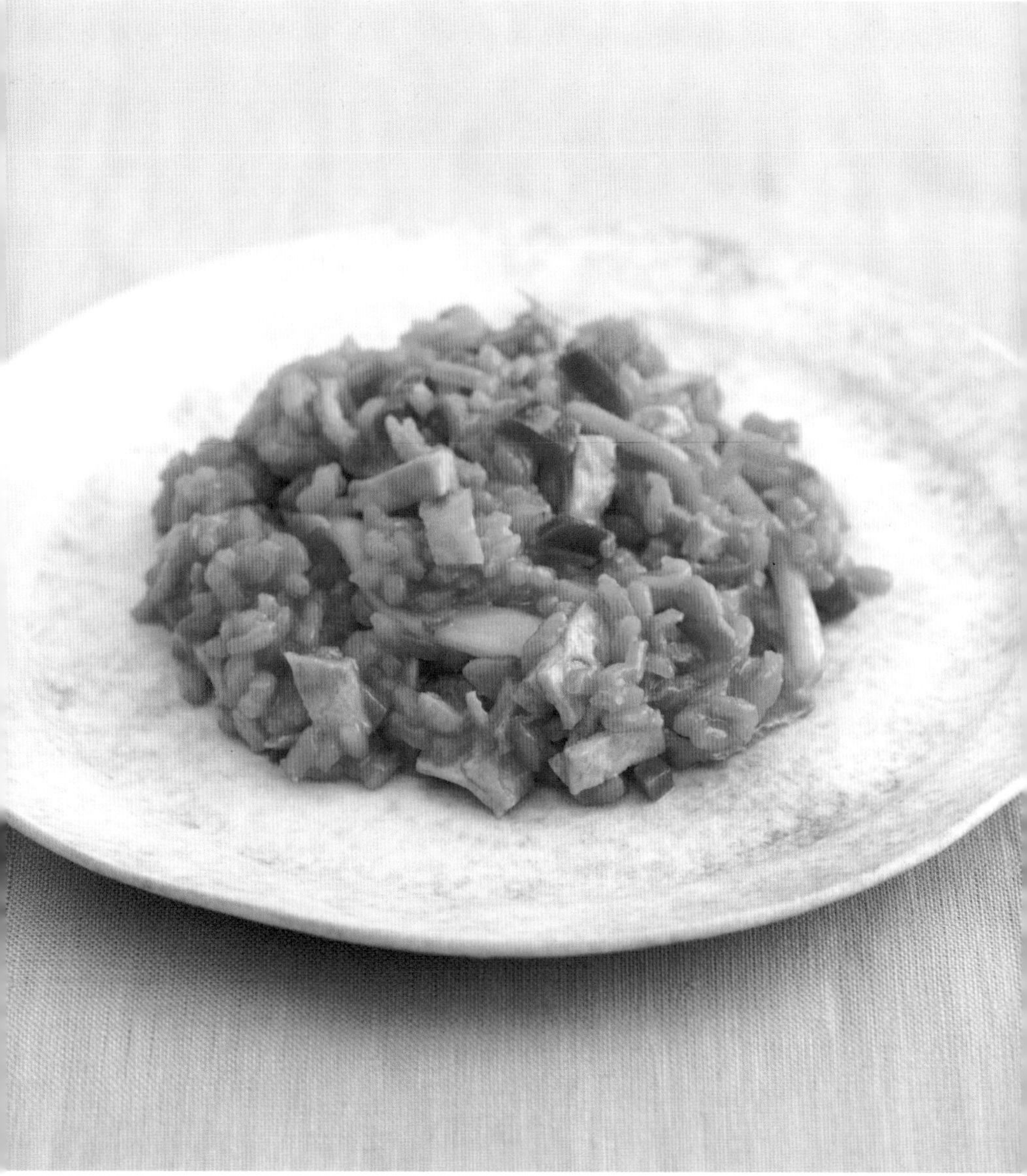

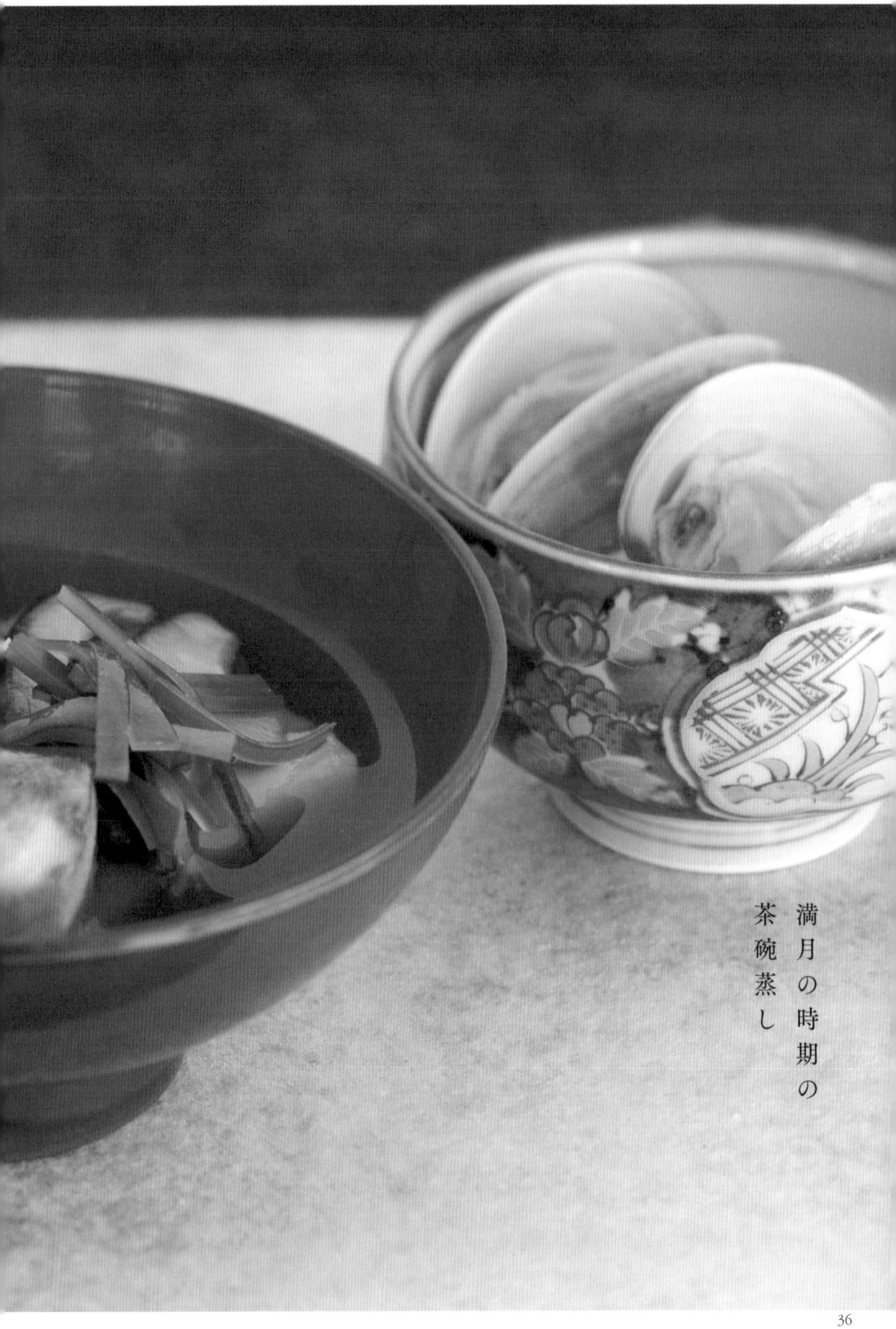

満月の時期の茶碗蒸し

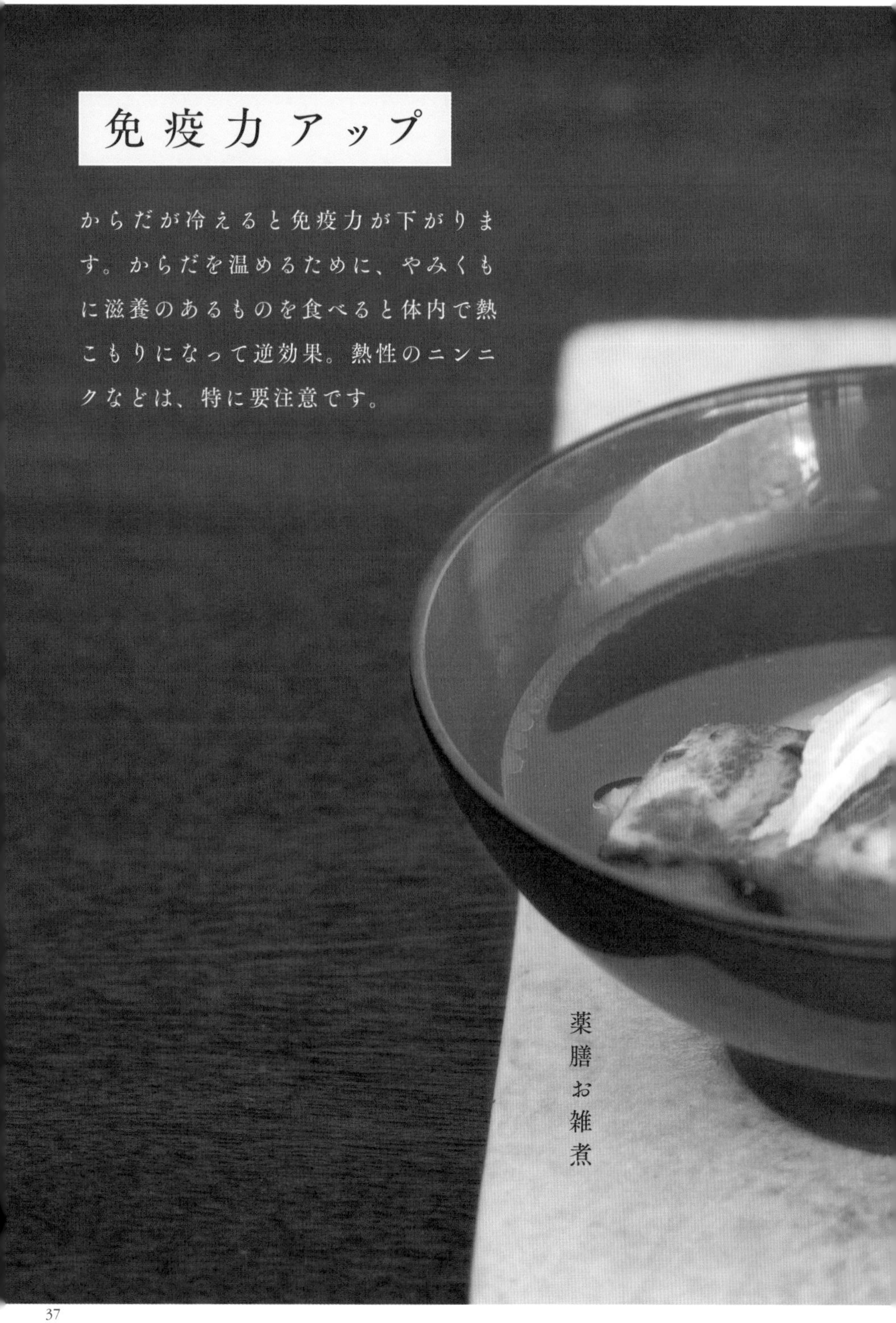

免疫力アップ

からだが冷えると免疫力が下がります。からだを温めるために、やみくもに滋養のあるものを食べると体内で熱こもりになって逆効果。熱性のニンニクなどは、特に要注意です。

薬膳お雑煮

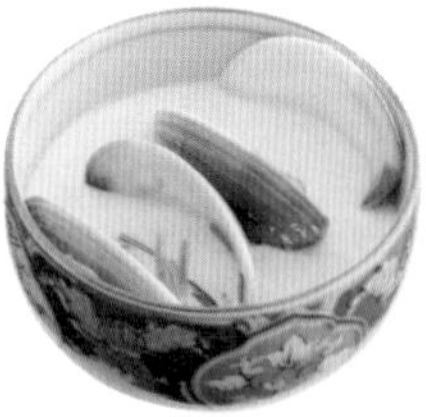

満月の時期の茶碗蒸し

満月の時期はからだがむくみやすく、免疫力も下がりやすいものです。完全栄養食の卵と2枚貝を使った茶碗蒸しをいただきましょう。ルイボスティーに含まれるポリフェノールやマグネシウムは、免疫力や代謝力を高めてくれます。

【材料】2人分
卵…1個
生姜…小さじ1
あさり…8個、
もしくはハマグリ…4個
薄口醤油…小さじ1
蒸し大豆…大さじ1
塩…2つまみ
お酒…大さじ1
からだが喜ぶブイヨン（P68）…200cc
ルイボスティー…80cc

【準備】
・生姜は、弱火のフライパンで乾煎りしておく
・貝はひと晩塩水につけて砂出ししておく

【作り方】
1. ボウルに卵を溶き、ざるで濾しておく。
2. 1にお塩、お酒、薄口醤油の順に入れてルイボスティーを注ぎ混ぜ、ブイヨンを入れる。
3. 器に生姜と蒸し大豆を入れ、貝を入れて2を注ぐ。
4. 厚手の鍋に3cmほどお湯を張り、3の器を入れ、鍋に蓋をして弱火で30分ほど蒸す。

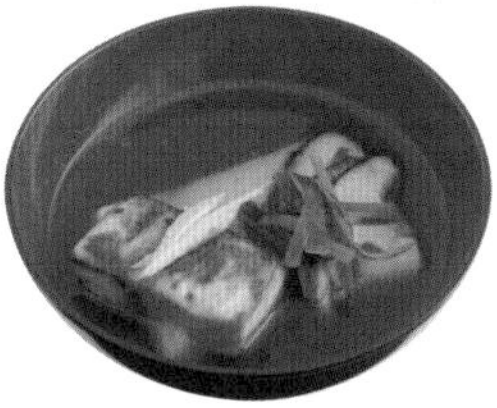

薬膳お雑煮

このお雑煮用のおだしは万能です。おでん、煮物、焼き物の旨味調味料としても使えます。濾して残った食材は細かくし、炒って味付けをし、ふりかけにしても美味しいです。

【材料】2人分
ブリ（刺身用でも可）
…1切れ
醤油…小さじ1
オリーブオイル
…大さじ1
酒…大さじ2
切り餅…2切れ
柚子の皮…少々
万能だし…600cc
しいたけ…1個
万能だしで使った昆布
…飾り用に適量

万能だしの材料

A
- 花かつお…1カップ
- 日高昆布…1枚
- お酒…1カップ
- 塩…ひとつまみ
- 水…1ℓ

生醤油…大さじ3

【下準備】
- 万能だしをひく
  ①Aを全部厚手の鍋にいれ、浸けておく。
  ②1に、生醤油を回し入れ極弱火で1時間ゆっくりだしをひく。粗熱が取れてからざるで濾しておく。
- ブリは塩をふり、10分程おいて水気をとる
- 昆布、柚子は刻んでおく
- しいたけは、万能だしを入れた鍋で中火で6分煮て、薄切りにしておく

【作り方】
1. ブリを焼く。フライパンにオリーブオイルをひいて半分に切ったブリを置き、お酒をかけてから弱火で加熱する。
2. 1の色が変わったら醤油をかけ、照り焼きにする。キッチンペーパーでブリの余分な油分を取る。
3. 別の鍋にだし汁を入れ、ひと煮立ちさせたら餅を入れ、弱火でやわらかくなるまで加熱する。
4. 3を器にうつし、しいたけ、ブリを盛り付け、昆布と柚子の皮をあしらったら出来上がり。

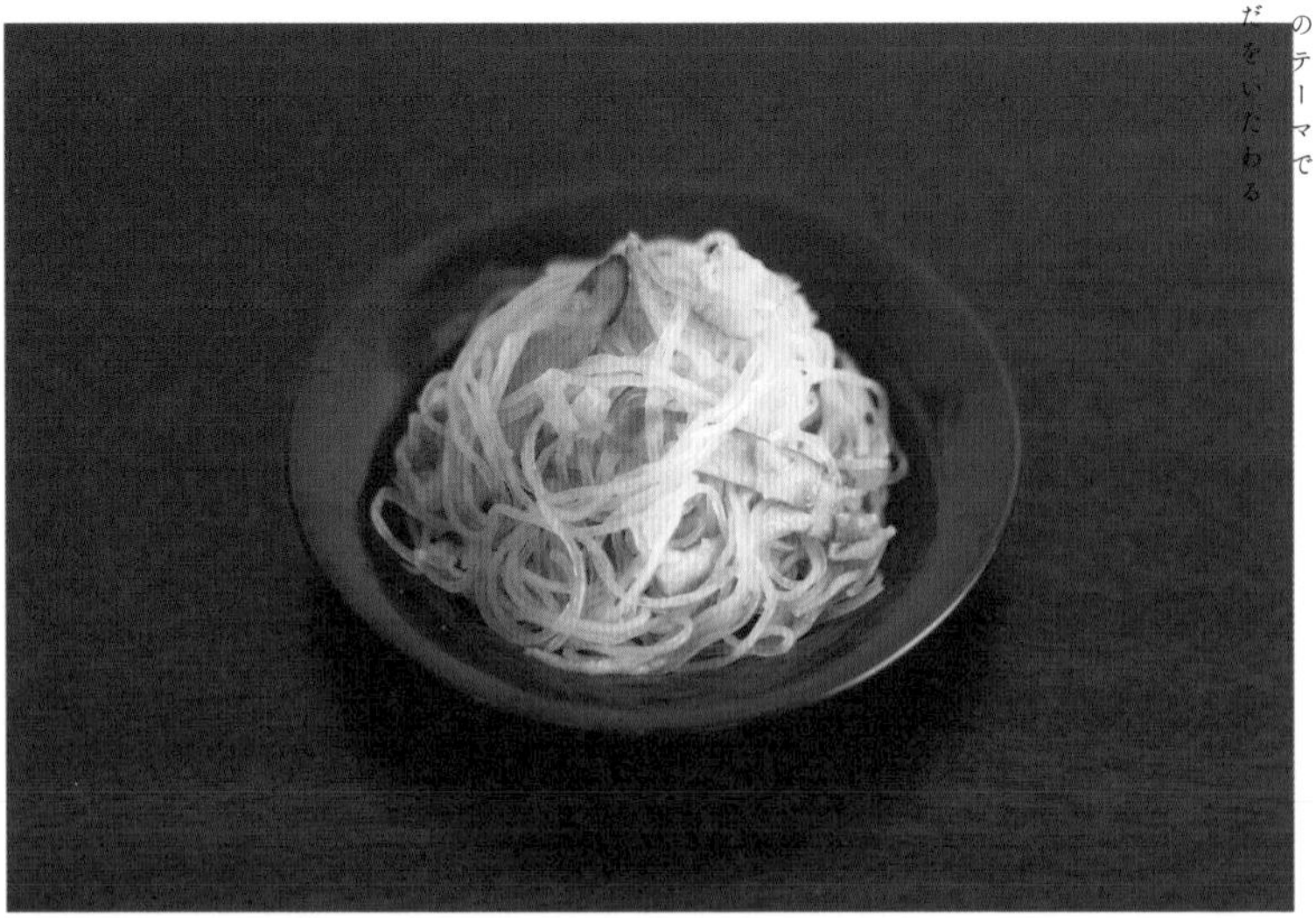

薬膳チャプチェ

薬膳チャプチェは免疫力を高める食材の宝庫。豚肉、干ししいたけ、干し桜えびを使い、ごま油に柚子胡椒を合わせた新しい和中華のお味です。ポイントは七味唐辛子を入れてから柚子胡椒を入れること。

【材料】2人分
干ししいたけ…2個
チャーシューもしくは豚肉スライス…45g
干し桜えび…大さじ1
ニンニク…1かけ
春雨…100g
柚子胡椒…小さじ1
七味唐辛子…小さじ1/2
醤油…小さじ2
ごま油…大さじ2
塩…少々

【準備】
・チャーシューもしくは豚肉は、ひと口大にカットしておく
・ニンニクはみじん切りにする
・春雨は熱湯で茹で、ざるに上げてごま油をまわしかけておく
・干ししいたけは水で戻して薄切りにしておく

【作り方】
1. 七味唐辛子をフライパンに入れて弱火で炒り、香りが出たら干ししいたけを入れて乾煎りする。
2. ニンニクを入れてさっと乾煎りしてからごま油を注ぎ、ニンニクの香りが上がったらチャーシューもしくは豚肉スライスを加えて炒める。
3. 春雨、柚子胡椒を加えて軽く炒め、鍋肌に醤油を回し入れ、香ばしい香りを立てる。
4. 水分が飛んだら干し桜えびを加えて軽く混ぜ合わせ、お皿に盛り付ける。

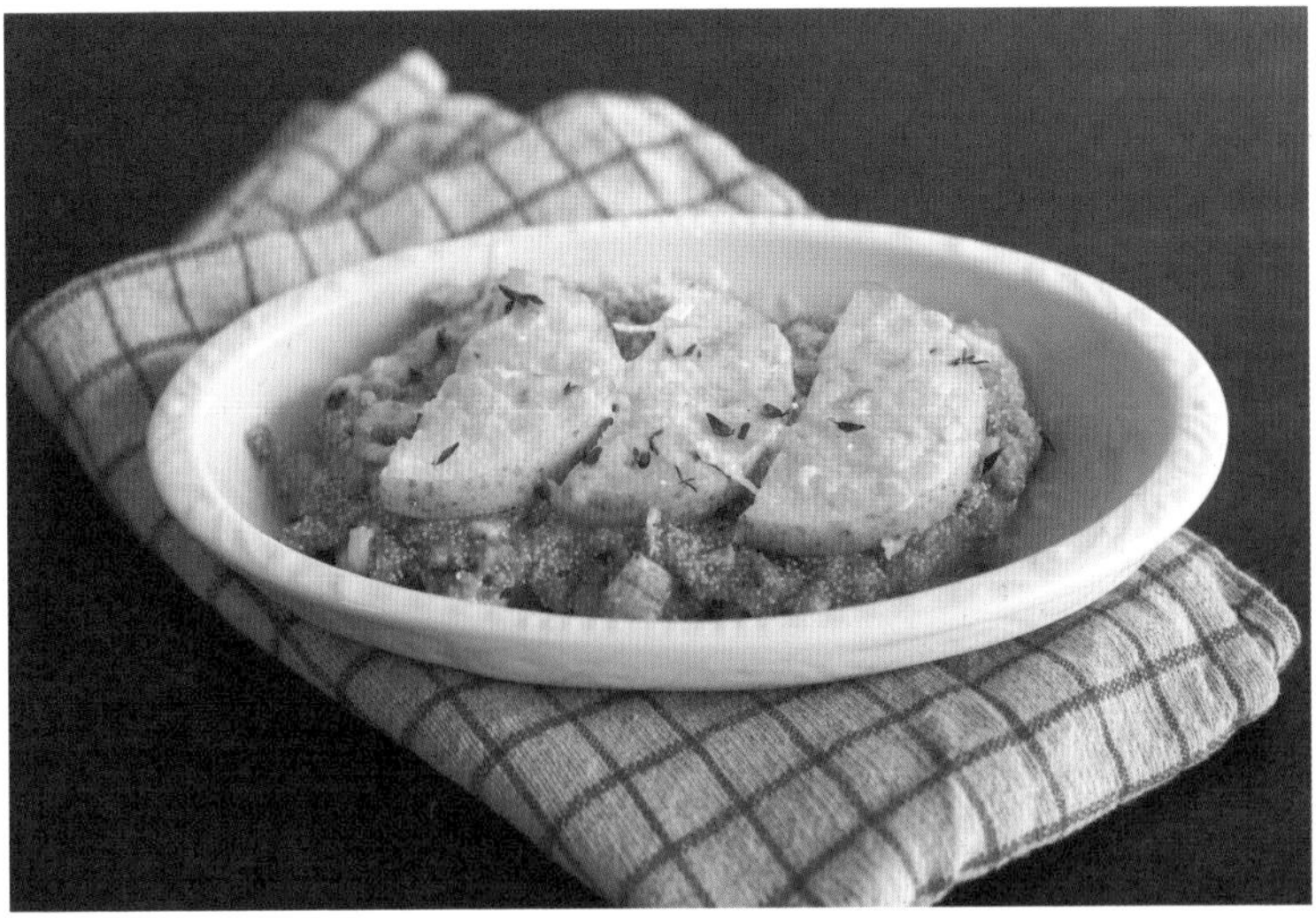

タラコのグラタン

ビタミンB・Cを多く含む長芋とパントテン酸が豊富なタラコを合わせると、疲労回復作用が高まります。ほくほくのグラタンで心の免疫力アップ効果！ポイントは長芋をこんがり焼いてからグリルに入れること。

【材料】2人分
長芋…4cm
玉ねぎ…1/4個
セロリの茎…3cm
発酵バター…大さじ1
からだが喜ぶブイヨン（P68）
…30cc
塩…2つまみ
タラコ…1腹
お酒…大さじ1
コリアンダーパウダー…2ふり
葛粉…大さじ1
パルミジャーノチーズ…大さじ3
ローズマリー…適量

【準備】
・長芋は、コンロで外皮を炙ってひげを焼いて半月切りにしておく
・玉ねぎはみじん切りに、セロリは極みじん切りにする
・タラコはバラして、お酒とコリアンダーパウダーを混ぜておく
・葛粉は、大さじ1の水（分量外）で溶く

【作り方】
1. フライパンに長芋を並べて両面に焼き目をつける。
2. 別鍋でセロリを乾煎りしてから玉ねぎを入れて塩をふり、さらに乾煎りして発酵バターを入れる。
3. 2にブイヨンを注ぎタラコを加えてひと煮立ちさせ、葛粉を流し入れておく。
4. 耐熱の器にバターをすりつけたら長芋を半分並べ、3を流してパルミジャーノチーズを半分かける。さらに上に残りの長芋をのせて残りのパルミジャーノチーズをかけ、グリルで8分ほど焼く。ローズマリーをふりかけたら出来上がり。

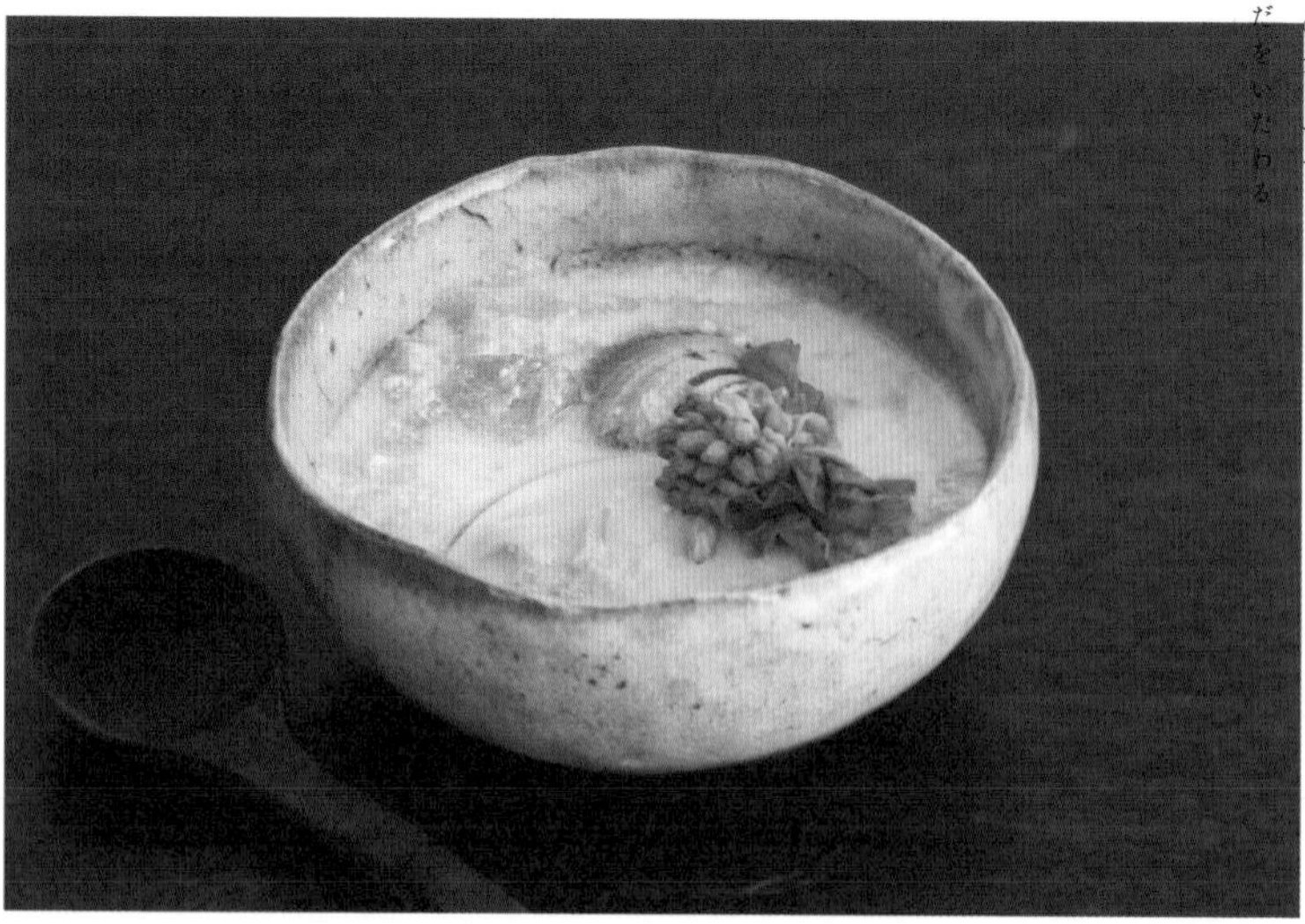

2枚貝と玉ねぎのスープ

あさり、しじみ、ハマグリ、牡蠣などは肝臓、膵臓に帰経して免疫力をアップさせる食材。ビタミンAの豊富な人参や酒粕を使って滋味深いスープに。

【材料】2人分
すりおろした生姜…大さじ1
A 酒粕…小さじ1
　白醤油…小さじ1
人参…いちょう切り大さじ1
大根…短冊切り大さじ1
オリーブオイル…大さじ1
あさりもしくはハマグリ…4個
からだが喜ぶブイヨン（P68）…300cc
豆乳…200cc
子宝スパイス（P26）もしくは白胡椒…少々
菜の花もしくはブロッコリーなど…適量
塩…ひとつまみ

【準備】
・Aを合わせておく
・貝はひと晩塩水に入れて砂出ししておく

【作り方】
1. フライパンで生姜をカラカラになるまで乾煎りする。
2. 1に大根を入れ、塩をふり、さらにAを入れ薄いきつね色にする。
3. 2にオリーブオイル、塩ひとつまみ、人参を入れて炒める。あさりもしくはハマグリを加え、ブイヨンを注ぎ蓋をして、殻が開くまで4分ほど中火で加熱する。
4. 豆乳を注ぎ弱火にして、子宝スパイスもしくは白胡椒をふり混ぜ火を止める。
5. 器に盛り付けて出来上がり。湯がいた菜の花やブロッコリーを添えると彩りがよい。

Part. 3

ドリンクで簡単にからだをいたわる

この章では、たとえば朝の忙しい時間でも手軽に取り入れやすいドリンクを紹介します。私が考案した酵素玉のハーブティーとからだを冷やさないホットスムージーを暮らしに取り入れてみませんか？

Part. 3

ドリンクで
簡単にからだを
いたわる

酵素玉で12カ月のハーブティーのススメ。

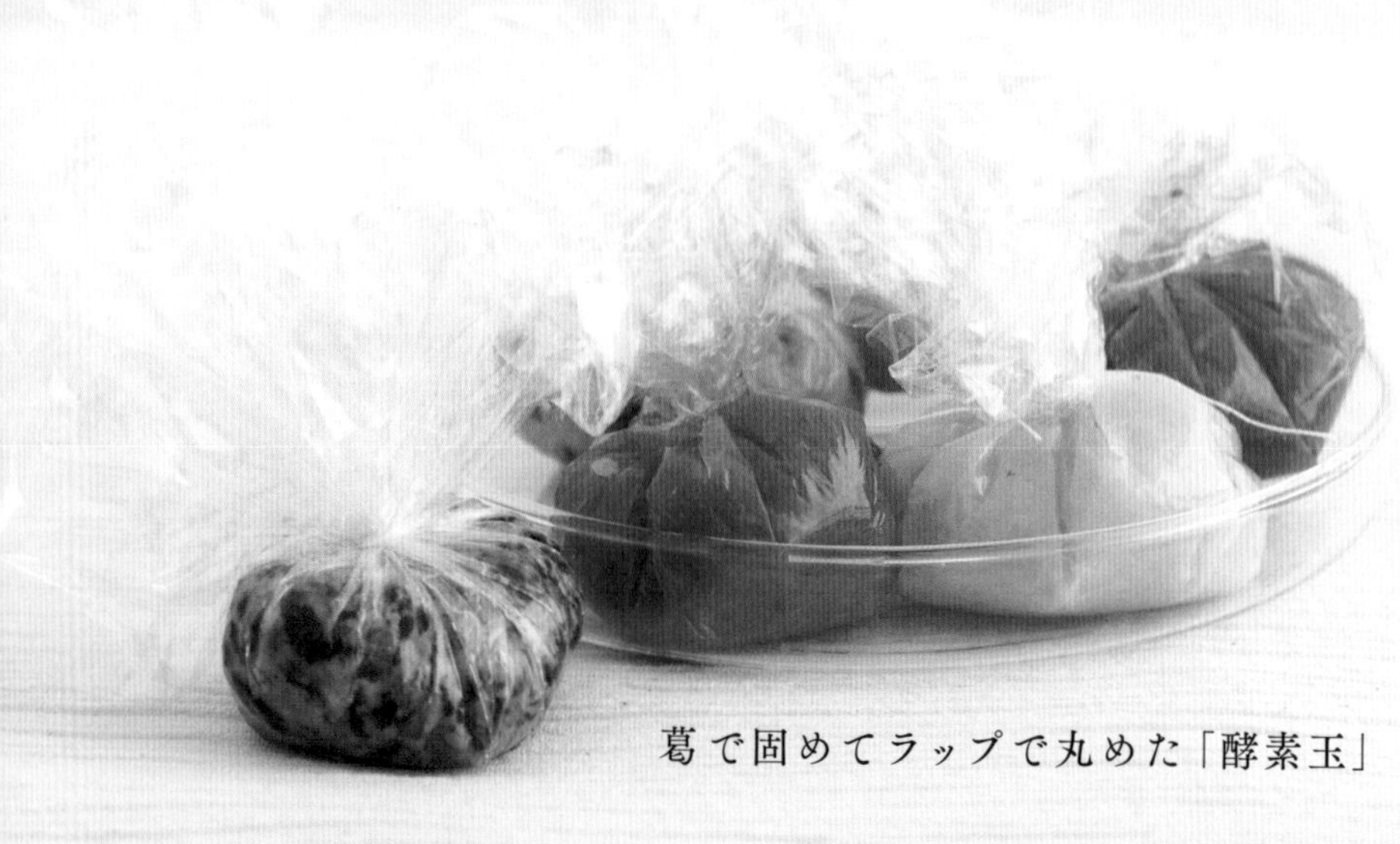

葛で固めてラップで丸めた「酵素玉」

私がからだのつらい時に作っている、薬膳ハーブティーをご紹介します。

「ハーブティー」とはいっても、一般的なハーブティーのように、植物を乾燥させてお茶にしたものではありません。その時々のからだの調子に合わせ、生の果物や野菜、スパイスなどお好きなものを選んで、鍋でお茶にする飲み物です。野菜や果物の酵素を壊さないように、鍋で弱火で抽出すると、果物と野菜のさわやかな香りが鼻をくすぐる、芳醇《ほうじゅん》なお茶の素《もと》が出来上がります。最後に「葛」を加えてとろみを出し、1回分ずつラップに包んで、まあるい「酵素玉」にして冷蔵庫などで保存しておくと、いつでも好きな時に飲めて便利です。飲む時には、お湯を注ぎ、お好みで、蜂蜜などで甘みを加えてください。

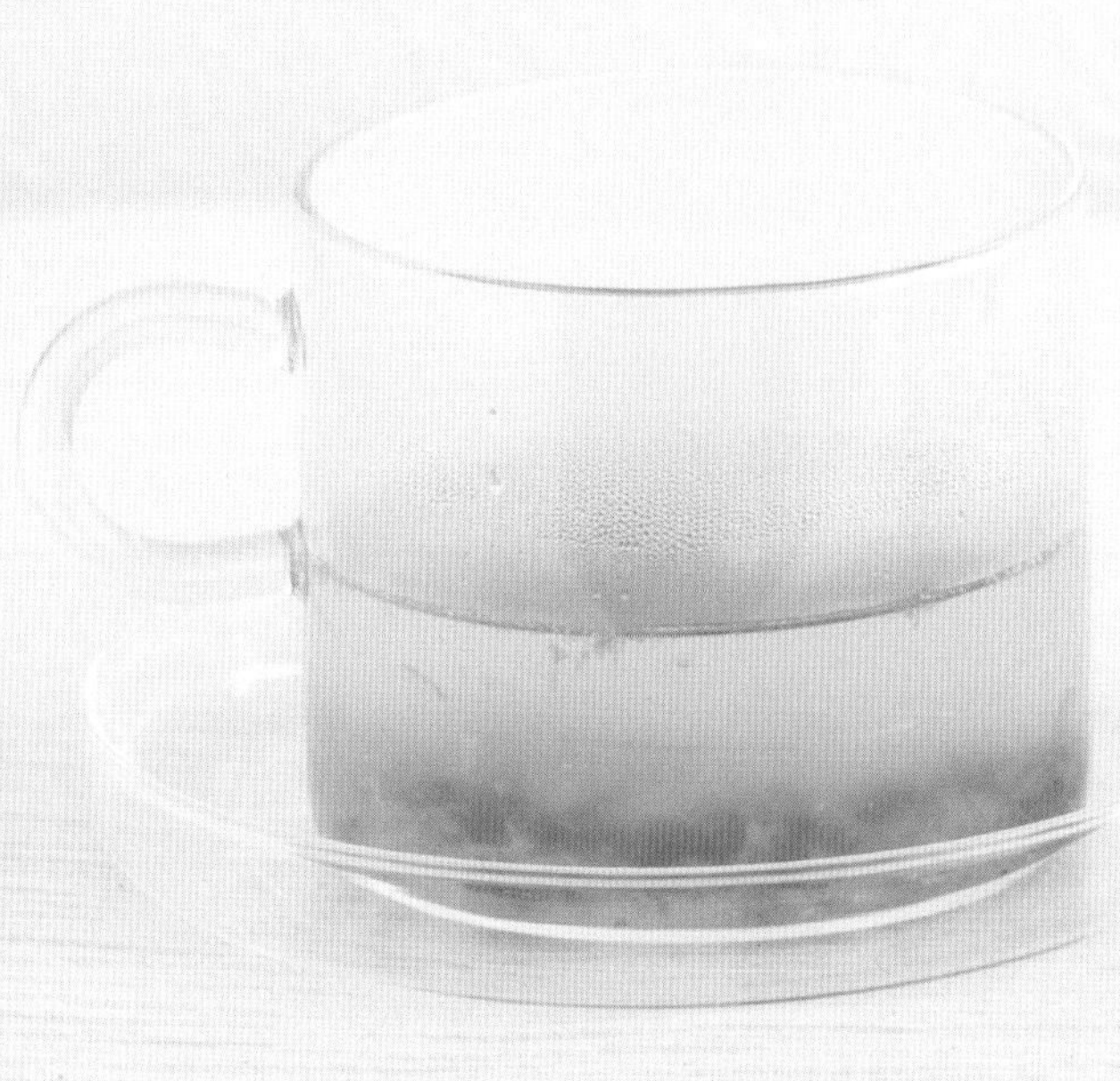

1月　寒中を乗り越える柑橘薬膳ハーブティー

【材料／下ごしらえ】4人分
生姜…大さじ1［皮つきみじん切り］
セロリ茎…1/2本［ザク切り］
柚子の皮…1/2個［薄くスライス］
（または、金柑2個を輪切り）
お酒（純米酒）…大さじ2
ターメリック…2ふり
葛粉…大さじ1
［大さじ2の水で溶いておく］

【作り方】
1. 鍋に生姜を入れ、弱火でじっくり乾煎りする。
2. セロリを加え、さらにじっくり乾煎りする。
3. 弱火のまま、柚子の皮、お酒、ターメリックを入れて綺麗な黄色になったら火から下ろし、ハンドミキサーにかけ葛粉を回し入れる。
4. 鍋を火に戻し、弱火にかけまわりがふつふつとしてきたら火を止める。粗熱を取り、1杯分ずつラップでくるみ丸めて、冷蔵庫で保存する。
5. 器に4を入れてからゆっくり白湯を注ぎ、好みで蜂蜜を加えていただく。

2月　いちごとブロッコリーの薬膳ハーブティー

【材料／下ごしらえ】2人分
生姜…大さじ1［皮つきみじん切り］
ブロッコリーの茎…3cm
［極みじん切り］
いちご…5個［みじん切り］
お酒（純米酒）…大さじ2
赤ビーツ（あれば）…小さじ1
［極みじん切り］
塩…ふたつまみ
葛粉…大さじ1
［大さじ2の水で溶いておく］

【作り方】
1. 鍋に生姜を入れ、弱火でじっくり乾煎りする。
2. ブロッコリー茎を加えさらにじっくり乾煎りする。
3. 弱火のままいちご、お酒、赤ビーツを入れ綺麗な赤色になったら火から下ろし、ハンドミキサーにかけ、葛粉を回し入れる。
4. 鍋を火に戻し、弱火にかけまわりがふつふつとしてきたら火を止める。粗熱を取り、1杯分ずつラップでくるみ丸めて、冷蔵庫で保存する。
5. 器に4を入れてからゆっくり白湯を注ぎ、好みで蜂蜜を加えていただく。

3月　寒の戻りの冷え改善薬膳ハーブティー

【材料／下ごしらえ】4人分
生姜…大さじ1［皮つきみじん切り］
丁子…1個［すり鉢で粉にする］
ごぼう…大さじ1［ささがき］
春菊…3株［極みじん切り］
お酒（純米酒）…大さじ2
塩…2つまみ
葛粉…大さじ1
［大さじ2の水で溶いておく］

【作り方】
1. 鍋に生姜を入れ、弱火でじっくり乾煎りする。
2. ごぼう、丁子を加え塩をふり、さらにじっくり乾煎りする。
3. 弱火のまま春菊、お酒を入れて綺麗な緑色になったら火から下ろし、ハンドミキサーにかけ、葛粉を回し入れる。
4. 鍋を火に戻し、弱火にかけまわりがふつふつとしてきたら火を止める。粗熱を取り、1杯分ずつラップでくるみ丸めて、冷蔵庫で保存する。
5. 器に4を入れてからゆっくり白湯を注ぎ、好みで蜂蜜を加えていただく。

4月　花冷えの頃のハーブティー

【材料／下ごしらえ】２人分
いちご…８個［細かく切る］
桜の花の塩漬け…戻したもの２花（桜茶）［みじん切り］
生姜…小さじ１［皮ごと極みじん切り］
山ウド…２cm［細かく刻む］
赤ビーツ…１cm［細かく刻む］
梅酒…大さじ３
塩…少々
葛粉…大さじ１［大さじ２の水で溶いておく］

【作り方】
1. 生姜を鍋に入れ、塩うちしつつ弱火でじっくり乾煎りする。きつね色になるまで炒めたら、ウド、赤ビーツを入れて乾煎りする。
2. いちご、桜の花の塩漬け、梅酒を入れたら弱火でペースト状になるまで炒める。
3. 火から下ろし、ハンドミキサーにかけ葛粉を回し入れる。
4. 鍋を火に戻し、弱火にかけ、まわりがふつふつとしてきたら火を止める。粗熱を取り、１杯分ずつラップでくるみ丸めて、冷蔵庫で保存する。
5. 器に４を入れてからゆっくり白湯を注ぎ、好みで蜂蜜を加えていただく。

5月　パインとアスパラガスの薬膳ハーブティー

【材料／下ごしらえ】２人分
パイン…粗みじん切り大さじ２
アスパラガス…１本［ピーラーでひいて細かくする］
生姜…小さじ１［皮ごと極みじん切り］
サフラン…２本［水で戻す］
セージ…３ふり
お酒（純米酒）…大さじ２
塩…少々
葛粉…大さじ１［大さじ２の水で溶いておく］

【作り方】
1. 生姜を鍋に入れて、塩うちしつつ弱火でじっくり乾煎りする。きつね色になるまで炒めたらアスパラガスを入れて乾煎りする。
2. パイン、セージ、お酒、サフランを入れたら弱火でアルコールが飛ぶまで炒める。火から下ろしハンドミキサーにかけ、葛粉を回し入れる。
3. 鍋を火に戻し、弱火にかけ、まわりがふつふつとしてきたら火を止める。粗熱を取り、１杯分ずつラップでくるみ丸めて、冷蔵庫で保存する。
4. 器に３を入れてからゆっくり白湯を注ぎ、好みで蜂蜜を加えていただく。

6月　セロリと紫キャベツの薬膳ハーブティー

【材料／下ごしらえ】４人分
セロリ…大さじ１［皮つきみじん切り］
紫キャベツ…２枚［みじん切り］
ラズベリーもしくはブルーベリー…大さじ２［細かく切っておく］
お酒（純米酒）…大さじ２
塩…２つまみ
葛粉…大さじ１［大さじ２の水で溶いておく］

【作り方】
1. 鍋にセロリを入れ、塩をひとつまみ入れ弱火でじっくり乾煎りする。紫キャベツを加え塩をふり、さらにじっくり乾煎りする。
2. ラズベリーもしくはブルーベリー、お酒を入れて綺麗な紫色になったら火から下ろしハンドミキサーにかけ葛粉を回し入れる。
3. 鍋を火に戻し、弱火にかけまわりがふつふつとしてきたら火を止める。粗熱を取り、１杯分ずつラップでくるみ丸めて、冷蔵庫で保存する。
4. 器に３を入れ、ゆっくり白湯を注ぎ、好みで蜂蜜を加えていただく。

7月　季節の変わり目の薬膳ハーブティー

【材料／下ごしらえ】4人分

大根…大さじ2［みじん切り］
レモン…1/2個
［皮つきのまま細かく切っておく］
レモンの皮…小さじ1
［すりおろしておく］
甘酒…大さじ3
サフラン…2本
［小さじ1杯のお水で色を出しておく］
塩…2つまみ
葛粉…大さじ1
［大さじ2の水で溶いておく］

【作り方】

1. 鍋に大根を入れ、塩をひとつまみして弱火でじっくり乾煎りする。
2. レモンを加え塩をふり、さらにじっくり乾煎りする。
3. レモンの皮、甘酒、サフランを入れて綺麗な黄色になったら火から下ろしてハンドミキサーにかけ、葛粉を回し入れる。
4. 鍋を火に戻し、弱火にかけまわりがふつふつとしてきたら火を止める。粗熱を取り、1杯分ずつラップでくるみ丸めて、冷蔵庫で保存する。
5. 器に4を入れてからゆっくり白湯を注ぎ、好みで蜂蜜を加えていただく。

8月　からだの火照りを取る薬膳ハーブティー

【材料／下ごしらえ】4人分

里芋…1個
［皮をむいて細かく切る］
レモン…1/2個［細かく切る］
キウイフルーツ…1個
［みじん切り］
ルッコラ…3株［みじん切り］
甘酒…大さじ3
塩…ふたつまみ
葛粉…大さじ1
［大さじ2の水で溶いておく］

【作り方】

1. 鍋に里芋を入れ、塩をひとつまみして弱火でじっくり乾煎りする。レモンを加え塩をふり、さらにじっくり乾煎りする。
2. キウイフルーツ、ルッコラ、甘酒を入れて、綺麗な緑色になったら火から下ろし、ハンドミキサーにかけ、葛粉を回し入れる。
3. 鍋を火に戻し、弱火にかけまわりがふつふつとしてきたら火を止める。粗熱を取り、1杯分ずつラップでくるみ丸めて、冷蔵庫で保存する。
4. 器に3を入れてからゆっくり白湯を注ぎ、好みで蜂蜜を加えていただく。

9月　膝から下の冷え取りハーブティー

【材料／下ごしらえ】4人分

生姜…大さじ1［皮つきみじん切り］
ごぼう…ささがき大さじ1
丁子…1個［すり鉢で粉にする］
巨峰（干しぶどうでも可）
…8粒［種を取り細かく刻む］
＊干しぶどうの場合、お酒につけてから刻む
お酒（純米酒）…大さじ2
塩…2つまみ
葛粉…大さじ1
［大さじ2の水で溶いておく］

【作り方】

1. 鍋に生姜を入れ、弱火でじっくり乾煎りする。
2. ごぼう、丁子を加え塩をふり、さらにじっくり乾煎りする。
3. 巨峰、お酒を入れて綺麗な紫色になったら鍋を火から下ろしてハンドミキサーにかけ、葛粉を回し入れる。
4. 鍋を火に戻し、弱火にかけまわりがふつふつとしてきたら火を止める。粗熱を取り、1杯分ずつラップでくるみ丸めて、冷蔵庫で保存する。
5. 器に4を入れ、からゆっくり白湯を注ぎ好みで蜂蜜を加えていただく。

10月　肩こり改善薬膳ハーブティー

【材料／下ごしらえ】４人分
生姜…大さじ1［皮つきみじん切り］
八角…１個［すり鉢で粉にする］
セリ、もしくは三つ葉…大さじ１［みじん切り］
桃（缶詰でも可）…1/2個［みじん切り］
赤ビーツ…1/6個［細かく切る］
お酒（純米酒）…大さじ２
塩…２つまみ
葛粉…大さじ１［大さじ２の水で溶いておく］

【作り方】
1. 鍋に生姜を入れ、弱火でじっくり乾煎りする。
2. 八角を加え塩をふり、さらにじっくり乾煎りする。
3. セリもしくは三つ葉、桃、赤ビーツ、お酒を入れて綺麗な赤色になったら火を止め、ハンドミキサーにかけ葛粉を回し入れる。
4. 鍋を火に戻し、弱火にかけ、まわりがふつふつとしてきたら火を止める。粗熱を取り、１杯分ずつラップでくるみ丸めて、冷蔵庫で保存する。
5. 器に４を入れてからゆっくり白湯を注ぎ、好みで蜂蜜を加えていただく。

11月　柚子風味柿ジンジャーシロップ

【材料／下ごしらえ】４人分
柚子…1/2個
柿…1/2個
生姜みじん切り…大さじ１
シナモンスティック…１本
白ワイン…少々
蜂蜜…大さじ１
塩…ひとつまみ
葛粉…大さじ１［大さじ２の水で溶いておく］

【作り方】
1. 柚子、柿を皮ごとハンドミキサーで別々にペースト状にする。
2. 鍋に生姜を入れてひとつまみの塩をふり、きつね色になるまでかき混ぜながら弱火で加熱し柿ペーストを加え水分を飛ばす。（時々混ぜる）
3. 柚子ペーストを加えてシナモンスティック、白ワイン、蜂蜜、葛粉を加え、極弱火でまわりがふつふつするまで８分ほど加熱する。
4. 粗熱を取り、１杯分ずつラップでくるみ丸めて、冷蔵庫で保存する。
5. 器に４を入れ、ゆっくり白湯を注いでいただく。

12月　りんごと月桂樹の薬膳ハーブティー

【材料／下ごしらえ】２人分
しいたけの軸…２個［みじん切り］
りんご…1/4個［薄いいちょう切り］
干しぶどう…６粒［細かく切る］
白ワイン…大さじ3
月桂樹の葉…１枚
サフラン…２本［水につけて色を出しておく］
塩…少々
葛粉…大さじ１［大さじ２の水で溶いておく］

【作り方】
1. しいたけの軸を鍋に入れて塩うちしつつ、弱火でじっくり乾煎りする。
2. キツネ色になるまで炒めたら、りんごを入れて乾煎りする。
3. 干しぶどう、白ワイン、月桂樹の葉、サフランを入れたら弱火で水分が飛ぶまで炒める。
4. 月桂樹の葉を取り除き、火から下ろしたら、ハンドミキサーにかけ葛粉を回し入れる。
5. 鍋を火に戻し、弱火にかけまわりがふつふつとしてきたら火を止める。粗熱を取り、１杯分ずつラップでくるみ丸めて、冷蔵庫で保存する。
6. 器に５を入れ、ゆっくり白湯を注ぎ、好みで蜂蜜を加えていただく。

Part. 3

ドリンクで簡単にからだをいたわる

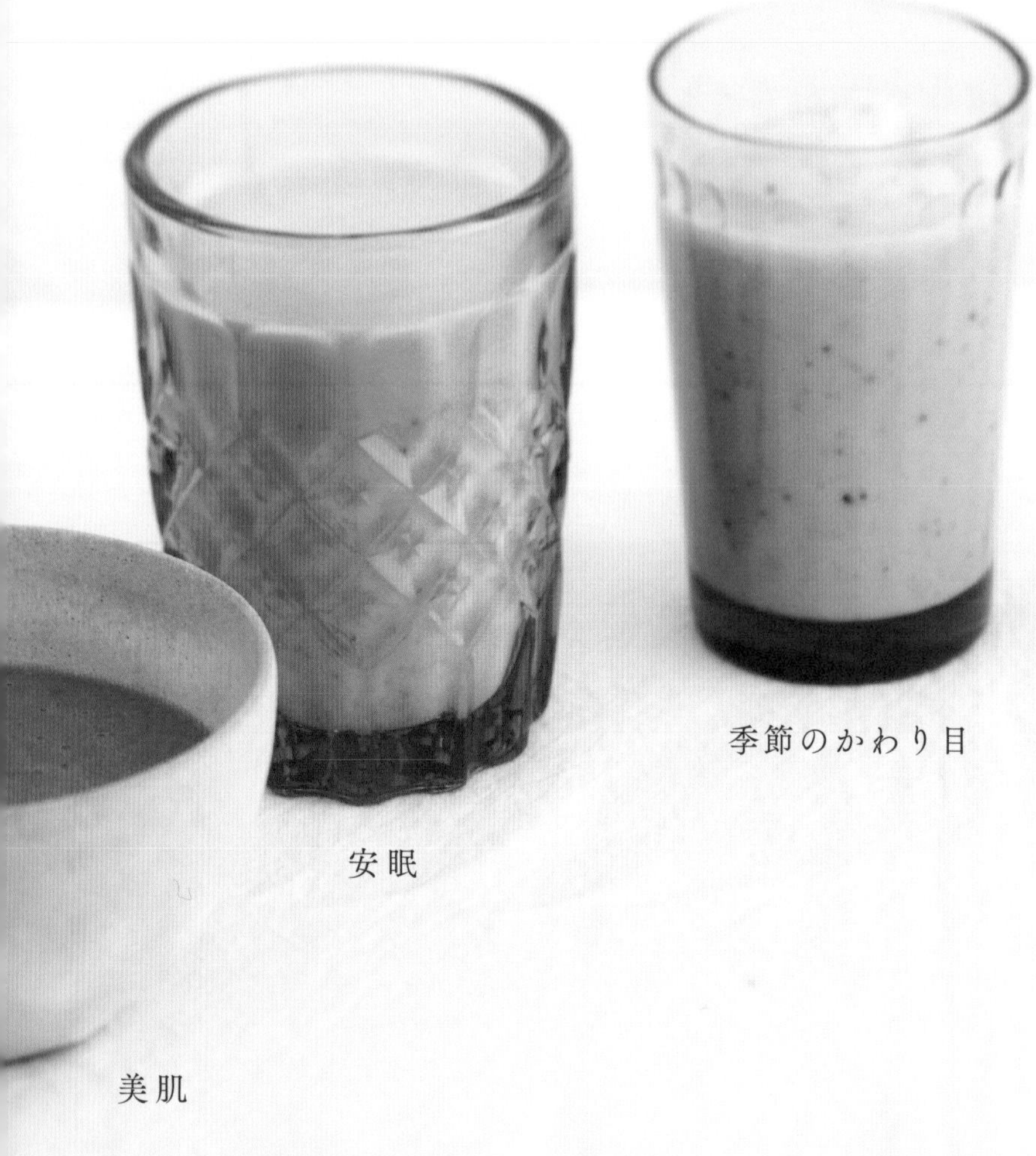

からだを冷やさない

ホットスムージー

冷蔵庫から材料を出して常温に戻してから作るのが面倒だったり、からだに良いものを飲んだつもりが、おなかが冷えて体調を崩すことはありませんか？

それだったらいっそのこと、酵素を壊さない弱火の火加減（43℃くらい）でじっくり火を入れて、素材の有効成分を生かした胃腸にやさしいホットスムージーを飲みましょう。ハーブやスパイスは、熱を加えることで香りが引き立ち、効果も高まります。ナッツや豆類もさっと乾煎りして加えると香ばしい風味が出ます。温かいスムージーは、よく噛み締めてゆっくり味わうことで栄養の吸収を高め、脳と腸の自律神経を整えてリラックス感、幸せ感も高めます。野菜は、健胃作用のあるキャベツやカブなどアブラナ科のものを細かく切って使用しましょう。緑黄色野菜の葉物を用いる際はカットしてから塩でもみ、少し水分を出すと、えぐみや独特の香りが緩和されます。

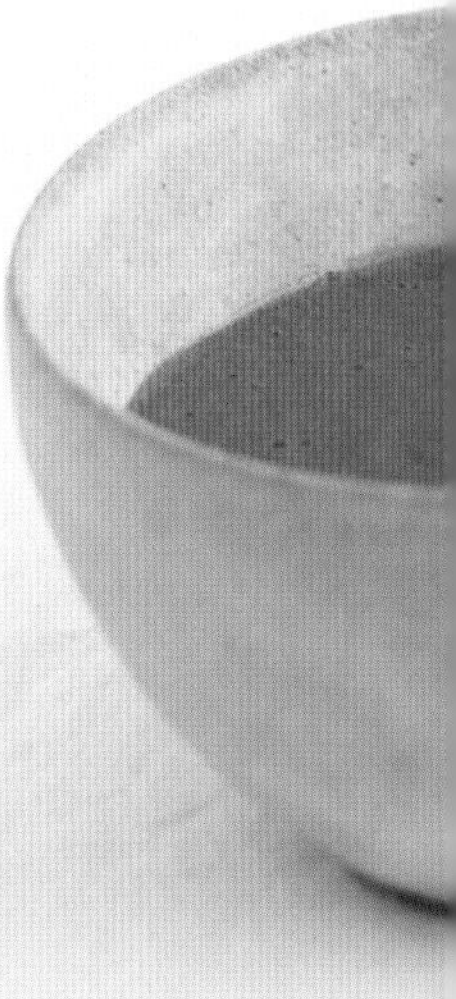

ポイントは弱火加熱！ 分離させないように気をつけましょう。

【材料】 1～2人分
キャベツ…2枚［みじん切り］
ローズマリー（乾燥でも可）…1本
［包丁の背で叩き枝から取り除いておく］
キウイフルーツ…1個［みじん切り］
塩…少々
ヨーグルト…200cc
メイプルシロップ…小さじ1

【作り方】
1. 鍋にローズマリーを入れ、弱火で香りを出す。
2. キャベツ、キウイフルーツを入れて塩をふり、弱火で加熱してヨーグルトを加える。
3. メイプルシロップを入れてハンドミキサーにかけてスムージーにする。

【材料】 1～2人分
バナナ…1本［みじん切り］
ターメリック…1ふり
お酒…大さじ1
シナモン…2ふり
くるみ…大さじ1
［かるく乾煎りしておく］
塩…少々
牛乳…200cc
メイプルシロップ…小さじ1

【作り方】
1. 鍋にバナナを入れて塩をふり、お酒、ターメリック、シナモンをふり、弱火で香りを出す。
2. くるみを入れて牛乳を加える。
3. メイプルシロップを入れてハンドミキサーにかけてスムージーにする。

【材料】 1～2人分
いちご…6個［みじん切り］
赤ビーツ…30g
［皮をむいてみじん切り］
蒸し大豆…大さじ1
［かるく乾煎りしておく］
塩…少々
豆乳…200cc
メイプルシロップ…小さじ1

【作り方】
1. いちごを鍋に入れ、弱火で香りを出す。
2. 赤ビーツ、蒸し大豆を入れて塩をふり、弱火で加熱したら、豆乳を加える。
3. メイプルシロップを入れてハンドミキサーにかけてスムージーにする。

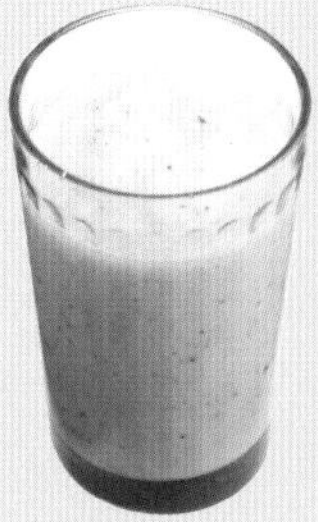

季節のかわり目 スイッチオンスムージー

季節の変わり目は急な寒暖差で胃腸が冷えます。風邪をひいたり目のかゆみや皮膚の乾燥が気になったり、髪が抜けやすくなったりと、とかく体調が安定しない方におすすめです。

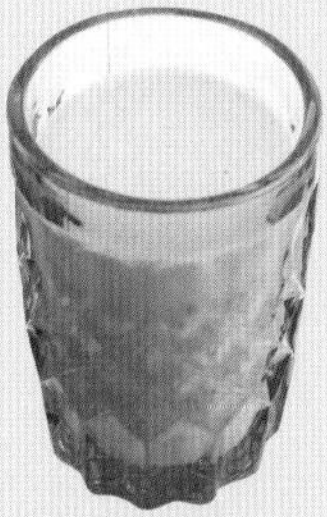

安眠引き寄せスムージー

安眠を引き寄せるにはリラックス感が高まるシナモンが効果抜群。相性の良い食材であるバナナを用います。牛乳のトリプトファンの安眠作用、くるみの脳代謝を良くする働きも期待できます。色が変わりやすいので温性のターメリックで綺麗な黄色に！

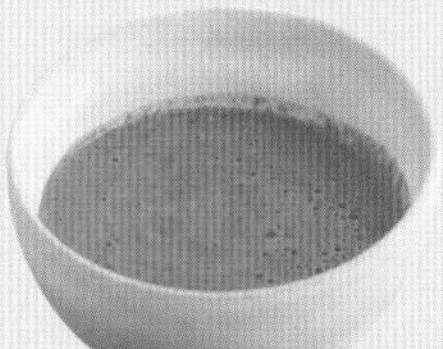

美肌へ導くスムージー

美肌に欠かせないものはビタミンC、タンパク質、そして血行を促進して代謝を上げる鉄分などのミネラル。このスムージーにはそんな美肌の素がいっぱい。追加で柚子の皮を入れても良しです。

Column 2

天気の不調は「色」ですっきり

天気といえば、晴れ、曇り、雨、雪が主な表現ですが、じつは気象庁が定める天気の種類は15あります。快晴、晴れ、薄曇り、曇り、煙霧、砂じん嵐、地ふぶき、霧、霧雨、雨、みぞれ、雪、あられ、ひょう、雷。国際的に使用される天気はなんと96種類だそう。

からだの不調・変化も、同じ。「だるい」という症状をとっても、疲労からくるだるさ、肩こりも伴うだるさ、頭痛からくるだるさ、などさまざまです。また、これらの不調は、天気の影響を受けて発生することも少なくないようです。そこで天気と不調の関係と、それらを補う色食材をまとめてみました。

【天気と不調に合わせたおすすめ食材】

晴れ＝緑

不調 皮膚のかゆみ、発熱、目の充血、こむらがえり、乾燥、肝臓・膵臓の疲れ
おすすめ食材 緑色の強い野菜、海藻、緑茶、青身魚、セロリ、パセリ、ローズマリー、オリーブオイル

曇り＝黄色

不調 咳、吐き気、息切れ、疲労感が強いだるさ、肺疾患、骨爪髪の異常、便秘、アレルギー反応
おすすめ食材 オレンジ、ルイボスティー、生姜、かぼちゃ、ターメリック、菊花、黄色ピーマン、八角、二枚貝、菜種油

雨＝赤

不調 のどの渇き、生理、記憶力低下、無感情、耳鳴り、冷えが根本的原因の血液疾患、婦人科疾患
おすすめ食材 いちご、赤かぶ、赤ピーマン、黒豆、赤ビーツ、赤紫蘇、梅干、牛肉、カルダモン、ハイビスカスティー、えごま油

雪＝白

不調 慢性胃腸炎、腸疾患、頭痛、脳疾患、呼吸器疾患、乾燥、引きこもり、ネガティブ
おすすめ食材 ニンニク、りんご、白花豆、白身魚、大根、鶏肉、ジャガイモ、白菜、もち米、白胡椒、発酵食品

Part. 4

発酵食品を気軽に取り入れてからだをいたわる

昔は1日1杯から2杯のお味噌汁やご飯のお供の漬物で、腸内環境を整え免疫力を高める発酵食品を自然と摂取できていました。今は食事の多様化が進み、発酵菌も意識してとる時代。日頃忙しい方向けに摂取できるレシピをご紹介します。

Part. 4

発酵食品を気軽に取り入れてからだをいたわる

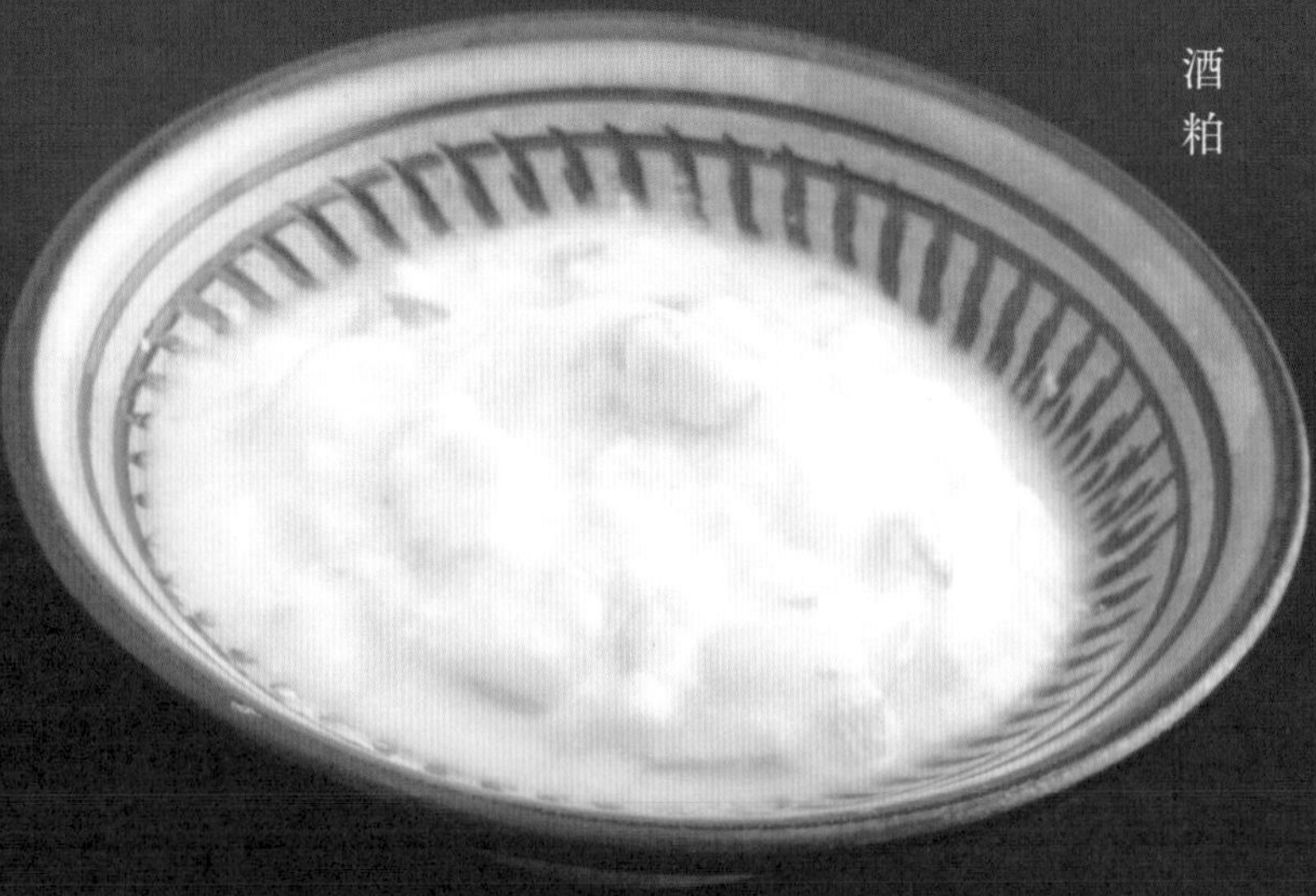

酒粕

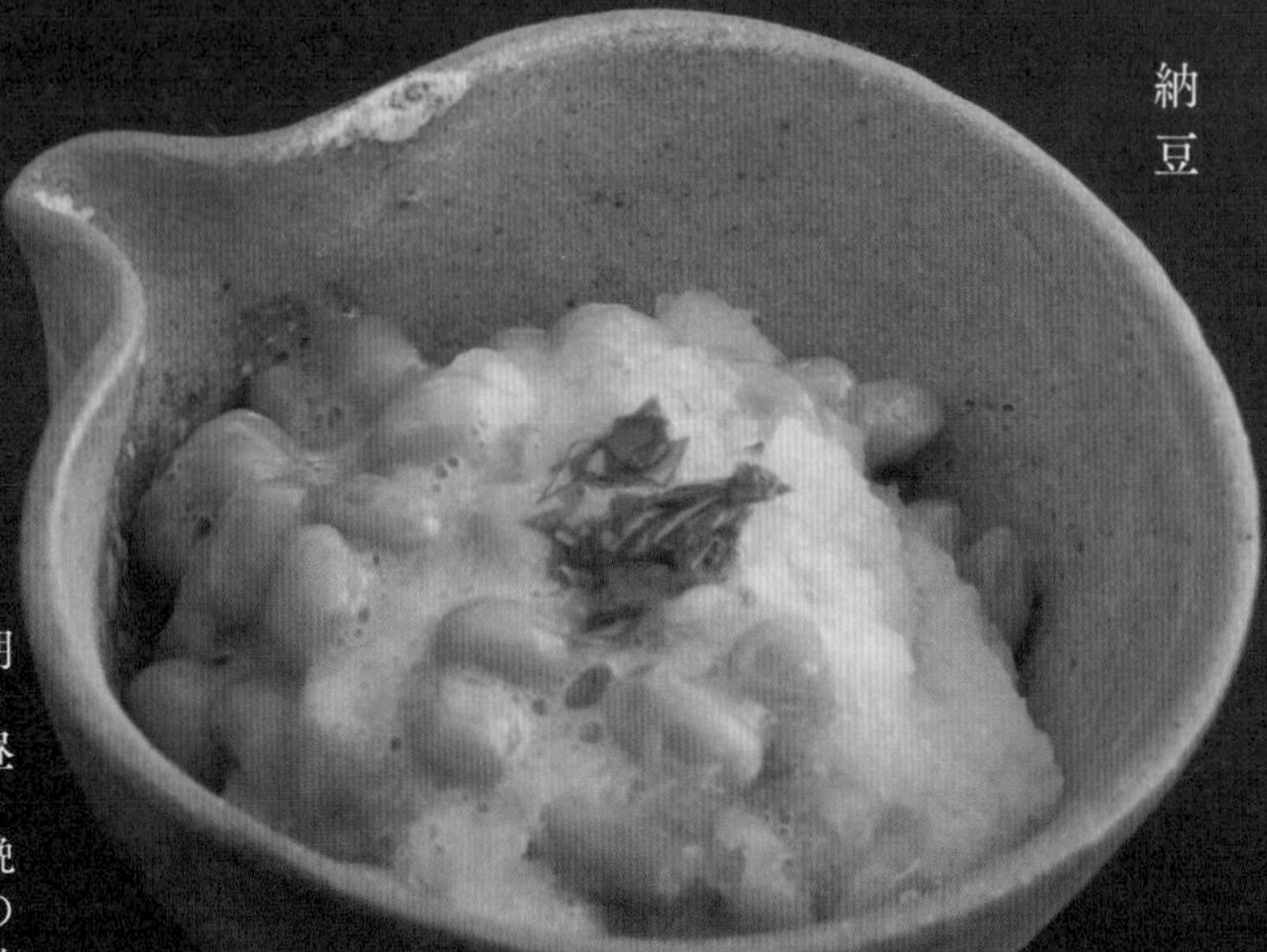

納豆

朝・昼・晩の献立。「もう1品ほしいな…」という時に、気楽にささっと作って追加できるメニューをご紹介します。

気軽に1皿追加メニュー

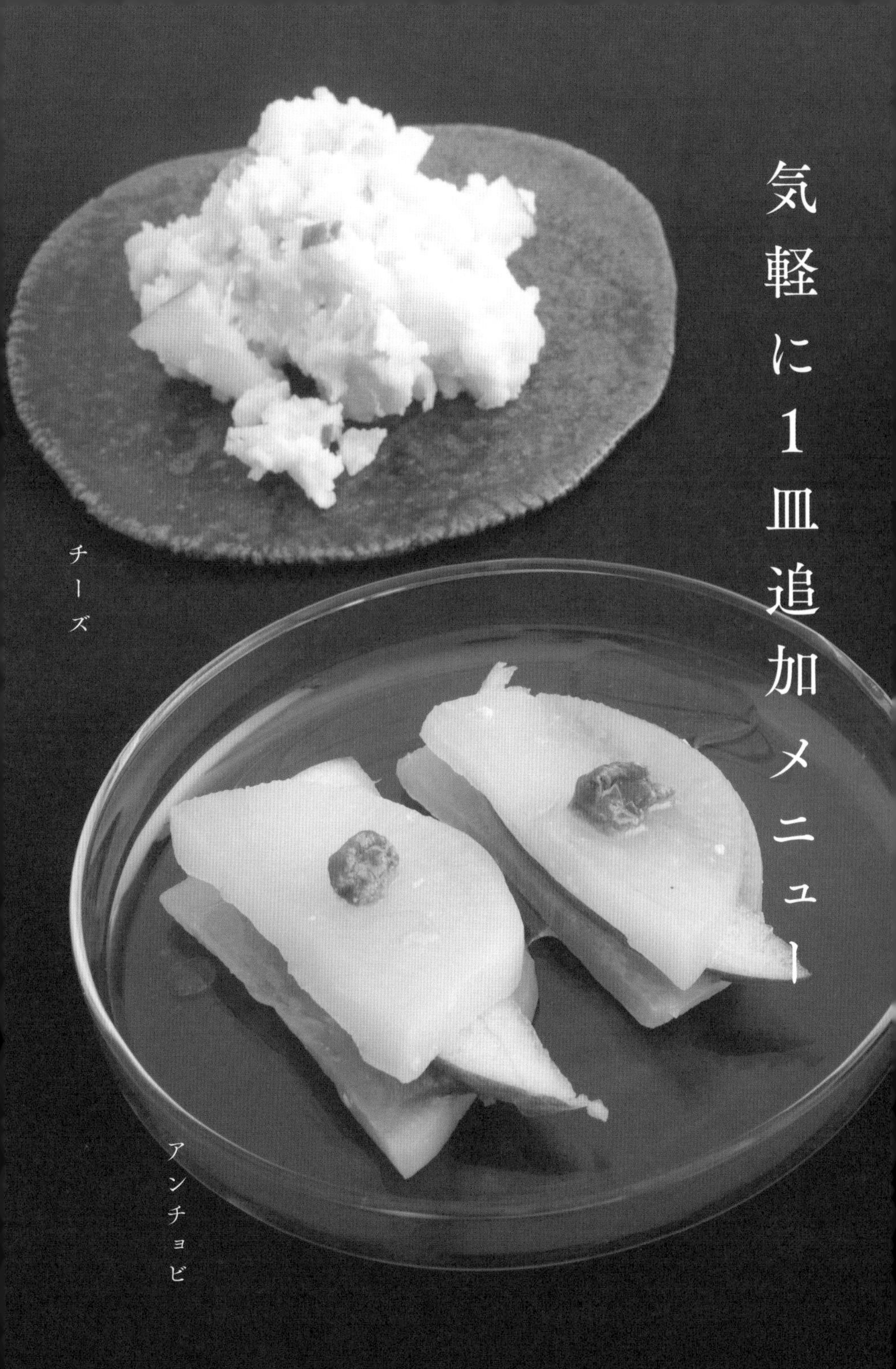

納豆

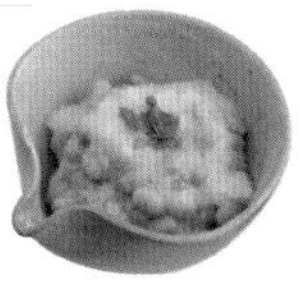

納豆の三つ葉大根おろし

納豆菌と大根おろしを合わせることで消化酵素が増え、腸内細菌の働きを活性化して代謝を促します。ちりめんジャコを追加で入れても美味しいです。

【材料】２人分
納豆…１パック（50g程度）
醤油（生醤油だとなお良い）…小さじ１
大根おろし…大さじ２
三つ葉…４本
からだが喜ぶブイヨン（P68）
…大さじ１
塩…ひとつまみ

【準備】
・納豆は醤油を入れてよく混ぜておく
・大根おろしは、水気を切っておく
・三つ葉の茎は極みじん切り、葉は千切りにする

【作り方】
1. ボウルに納豆、ブイヨンを入れてよく混ぜ、大根おろし、三つ葉の茎、塩を入れ、よく混ぜる。
2. 器に盛り付け、三つ葉の葉を添える。

酒粕

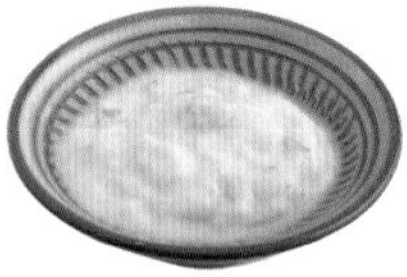

イカと金柑の白和え

酒粕は、調味料として料理に取り入れるのがおすすめです。金柑をアクセントにしたイカの白和え。しばらく漬け込むと、どんどんイカの旨味が増してお酒のお供にもぴったりです。

【材料】２人分
イカ刺身用…50g
米酢…大さじ１
金柑…２個
酒粕…１cm角
豆腐…1/2丁
からだが喜ぶブイヨン（P68）
…大さじ１
醤油…小さじ1/2
塩…ひとつまみ

【準備】
・イカは、ひとつまみの塩をなじませておく
・金柑は種を取り除き皮ごとみじん切りにする
・酒粕は細かく刻んでおく
・豆腐はキッチンペーパーなどで、よく水切りをしておく

【作り方】
1. ボウルにイカ以外の材料を入れ、よくもみ込む。
2. イカを加えてよく混ぜ、30分つけてから器に盛り付ける。

チーズ

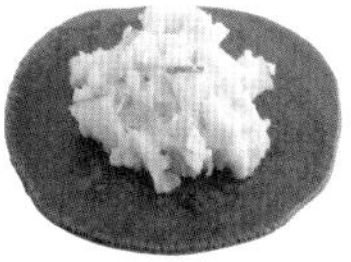

柑橘とチーズのポテトサラダ

米酢のクエン酸とカマンベールチーズの乳酸菌、柑橘の香りいっぱいのポテトサラダ。疲労と胃腸のストレスを感じた際には特におすすめです。

【材料】2人分
ジャガイモ…2個
りんご…1/4個
玉ねぎ…1/2個
カマンベールチーズ…大さじ2
からだが喜ぶブイヨン（P68）
…300cc
柑橘の果汁…大さじ1
柑橘の皮をすりおろしたもの
…耳かき2杯程度
米酢…大さじ1
塩、ナツメグ…少々

【準備】
・ジャガイモは皮ごと1/4個に切る
・りんごは皮ごとごく薄いザク切りにし、塩をふっておく
・玉ねぎは細かく刻んで塩をして15分おき、水分を切っておく
・カマンベールチーズは細かく切っておく

【作り方】
1. 常温のからだが喜ぶブイヨンにジャガイモを入れて、串が刺せるまで蓋をして弱火で煮る。皮をむく。
2. ボウルに1を入れて玉ねぎを加えてカマンベールチーズを加え、混ぜる。
3. 柑橘の果汁と皮のすりおろし、米酢、塩、ナツメグの順に混ぜて器に盛り付け、いただく。

アンチョビ

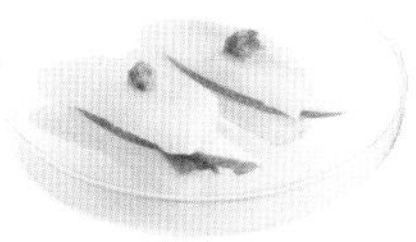

大根とアンチョビの旨味サラダ

アンチョビの乳酸菌を手軽にとれるサラダ。やさしい食感が外食続きで軋んだからだをいたわります。

【材料】2人分
大根…4cm
りんご…1/6個
アンチョビ（フィレ）…6枚
コリアンダーパウダー…少々
オリーブオイル…少々
からだが喜ぶブイヨン（P68）
…300cc
米…小さじ1
塩…2つまみ

【準備】
・大根は皮ごと5mm幅の半月切りにする
・りんごは皮ごと、ごく薄いくし切りにする
・アンチョビは2枚は、細かく刻んでコリアンダーパウダーをひとふりして混ぜておく

【作り方】
1. 大根を鍋に入れ、ひとつまみの塩をして乾煎りし、水分を飛ばす。
2. 米、ブイヨンを注ぎ弱火で水分がなくなるまで加熱して味を含ませる。
3. 粗熱が取れたら水気を切り、オリーブオイルを塗ってアンチョビ1枚をちょんとのせる。
4. 上にりんごをのせて、また大根をのせ、上にコリアンダーパウダーと混ぜておいたアンチョビをあしらい、オリーブオイルをかけて出来上がり。

米麹

薬膳オムライス

米麹が出す酵素の働きが食材を柔らかくするので調理時間の短縮にもなります。手作りのソースもポイントのオムライス。トマトに含まれるリコピンは、抗酸化力が高いことで有名ですが、加熱することで体内での吸収が良くなります。

【材料】2人分

A
- 乾燥米麹…小さじ1
- ニンニク…みじん切り小さじ2
- オリーブオイル…大さじ1
- レモン果汁…大さじ1

トマト…3個
丁子（クローブ）…2個
子宝スパイス（P26）…2ふり
セロリの茎…6㎝
しいたけ…2個
お酒…大さじ1
ブラックタイガー…4尾
鶏ささみ…1本
からだが喜ぶブイヨン（P68）…80cc
醤油…大さじ1
酢…大さじ1
オリーブオイル…大さじ1
青ネギ…大さじ1
ごはん…1カップ

薄焼き卵の材料

卵…2個
米麹…小さじ1/4

【準備】
・Aの米麹は、大さじ1程度のぬるま湯（分量外）でふやかしペースト状にしておく
・ニンニク、セロリの茎、鶏ささみ、青ネギはみじん切りに、トマトはあらみじん切りにする
・しいたけは薄くスライスする
・ブラックタイガーは、殻をむき背ワタをとってざく切りし、お酒（分量外）で洗う
・薄焼き卵の材料を混ぜておく

【作り方】
1. フライパンにAを入れて中火で水分を飛ばした後、トマト、セロリの茎、丁子、子宝スパイスを加えて、さらに時々かき混ぜ水分を飛ばす。（★）ここから、ソースに使用する分100ccを別の鍋に移しておく。
2. しいたけを入れて弱火で炒めブラックタイガー 、鶏ささみを入れてからお酒を回し入れサッと混ぜる。
3. ブラックタイガーの色が変わったらブイヨン、オリーブオイルを注ぎ醤油、酢を回し入れ、ひと煮立ちさせて水分を飛ばして青ネギを入れ、サッと炒める。ここで丁子を取り出し香りが上がってきたら、温めておいたごはんを混ぜ込む。
4. お好みの加減で薄焼き卵を焼き、3を包み、皿に盛りつける。
5. 1で別の鍋に移したソース（★）に醤油小さじ1/2（分量外）を入れ、混ぜながら中火で少し加熱する。
6. 4に5のソースを適量かけていただく。

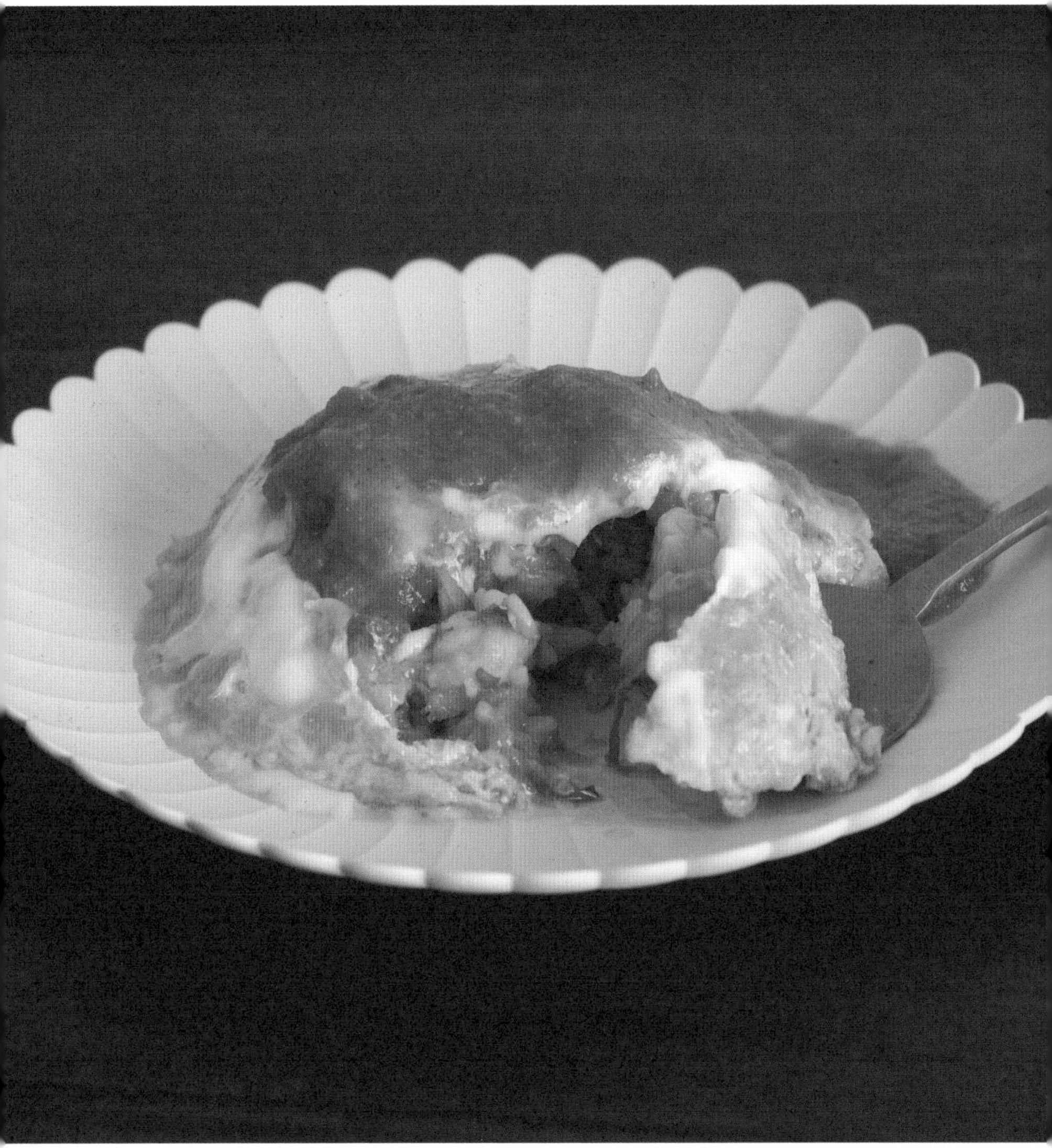

Part. 4

発酵食品を
気軽に取り入れて
からだをいたわる

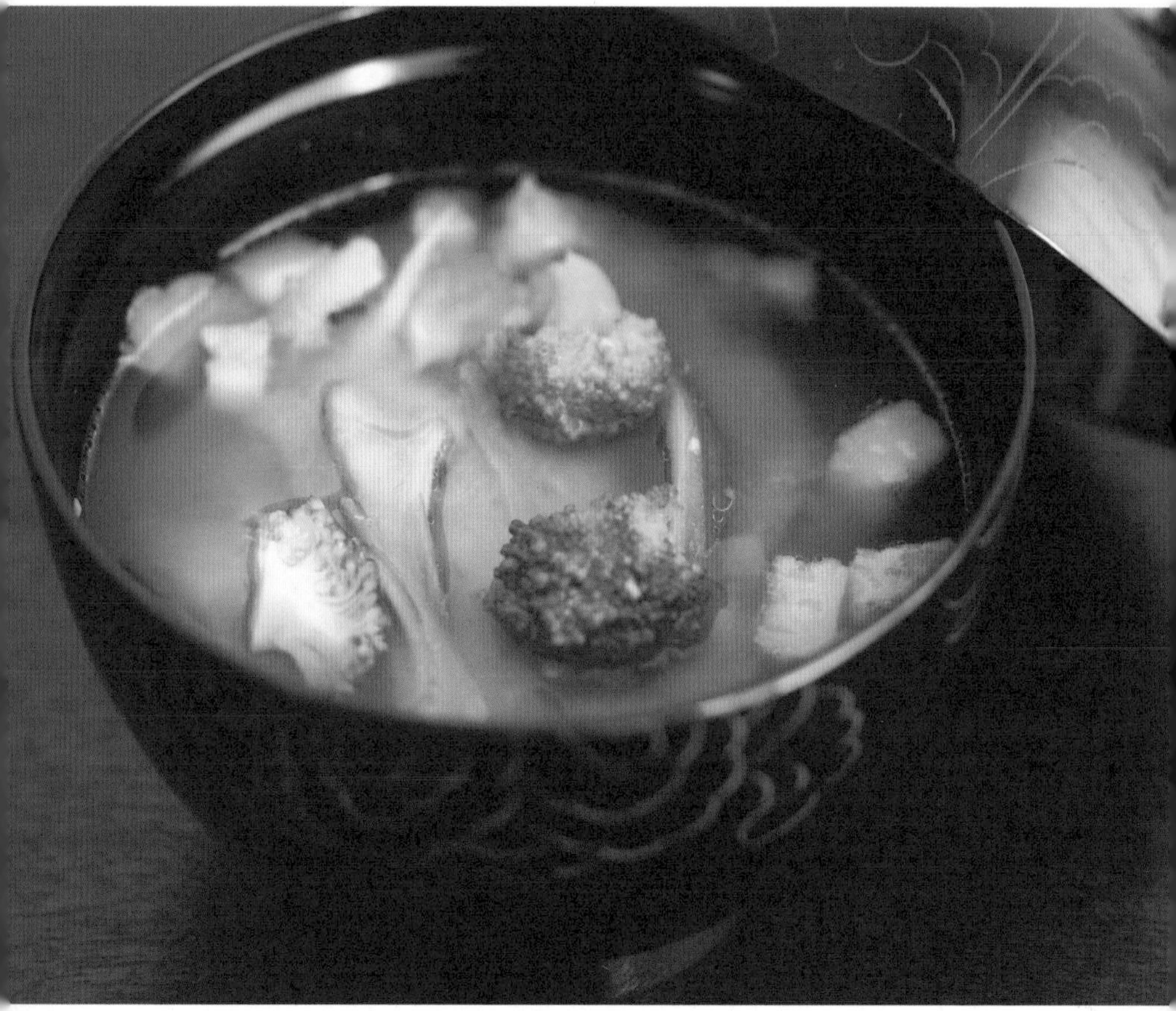

味噌

ストレス解消味噌汁

免疫力を高める舞茸、疲労回復効果の高い豚肉と大豆味噌を使ったストレス解消味噌汁。特にブロッコリーは、うつ病予防に効果があるといわれています。

【材料】2人分
チャーシュー…2cmの厚さのもの／もしくは豚肩ロース…2枚
生姜…すりおろしたもの小さじ1
ブロッコリー花蕾…8個
舞茸…割いたもの大さじ2
塩…ひとふり
からだが喜ぶブイヨン（P68）…600cc
味噌…大さじ1

【準備】
・チャーシューはさいの目切りにしておく
（豚肩ロースの場合は、千切りにし、塩と酒でもみ、焼き目がつくまで中火で炒めておく）

【作り方】
1. 鍋に生姜を入れてチャーシュー（もしくは豚肩ロース）を、中火でさっと炒める。
2. 1にブロッコリーを入れ、さっと中火で炒めたら取り出しておく。
3. 2に舞茸を入れ、塩をひとふりして焼き目をつける。
4. ブイヨンを注ぎひと煮立ちさせて火を止め、味噌を溶かし入れる。ブロッコリーを戻し入れて出来上がり。

Column 3

毎朝のセルフチェックですっきり

食べ物だけで自分治しをしようと決めてから約20年間、からだを慈しむ時間のひとつが、毎朝起きがけにベッドの中で行なうセルフチェック。

乳ガンの早期発見のセルフチェックを参考にしたもので、目覚まし時計を止め、お風呂の湯はりスイッチを入れてからの、4分くらいの間で行ないます。

デーンと大の字に寝て、深ーい深呼吸を3回。おなかを思いっきりふくらませてから、ぺちゃんこになるまでゆーっくりと空気を吐いて、からだの隅々まで血が巡ることをイメージします。親指と人差し指で両眉毛を挟むようにしてもみ、目をぱっちりとさせ、眉間を開きます。その後両手で、からだの左右の首、肩のこり、脇の下の張り、みぞおちの硬さを確認し、さらにおへその下あたりから、おしり、太ももを手のひらで触って、温度差をチェックします。そして、上半身を起こして、首のコリ、膝の後ろからかかとまでのむくみと硬さを確認し、足の指、手の指をひとつひとつ動かしてから、手の内側、足の裏にある痛みのツボをチェックし、ベッドを出ます。

このセルフチェックは、その日その日、私が何を食べるのかを決める、からだに寄り添う食材選びのポイントにもなっています。

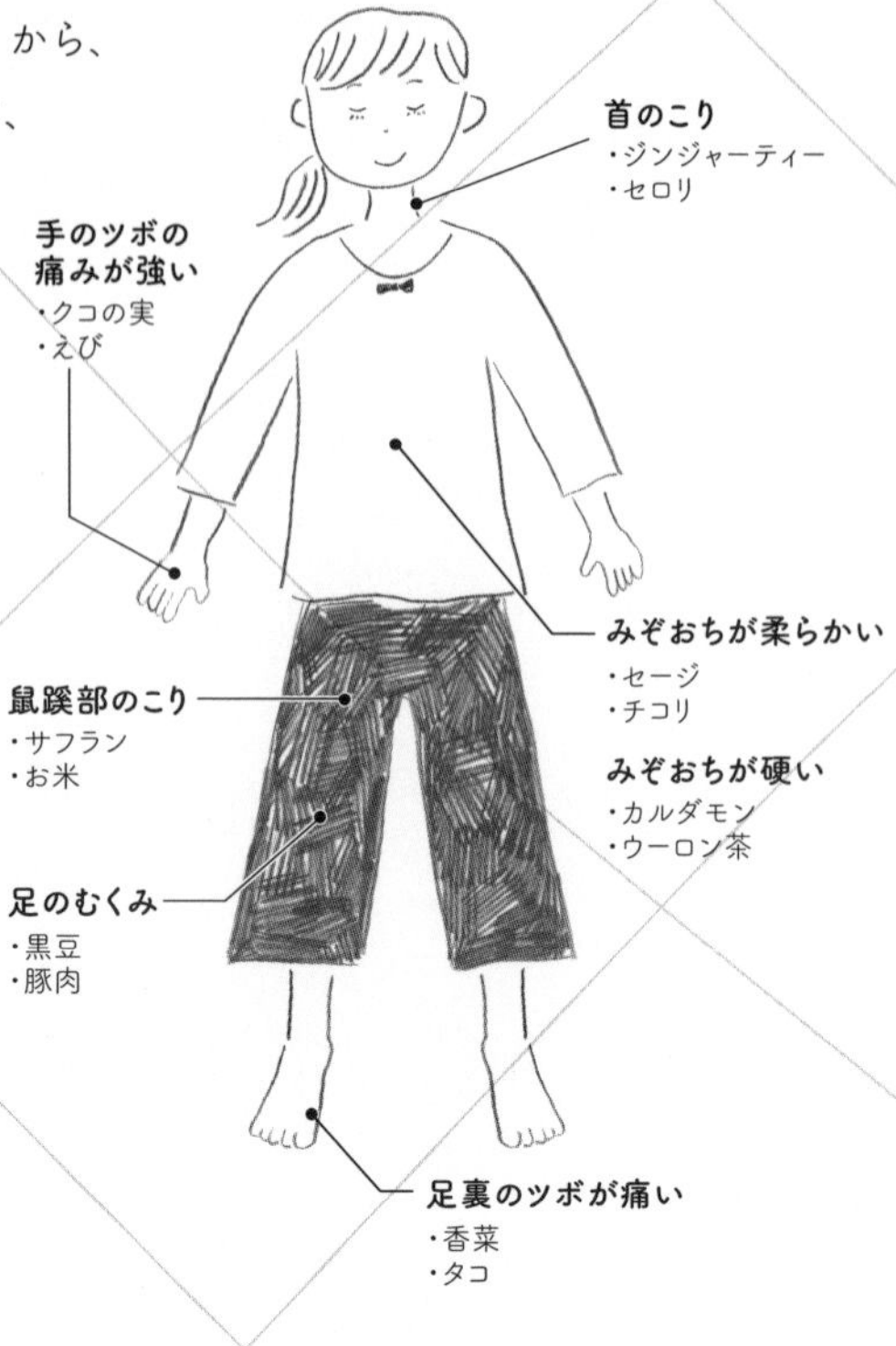

Part. 5

切って煮るだけ。ブイヨンでからだをいたわる

私の提案するパーソナル薬膳では、手作りのブイヨンがベースになります。たくさん作って保存しておいて、さまざまなお料理のベースに使っています。食欲がない時は、そのままいただいておだしの力でからだを補います。

「ブイヨン」ってなに？

ブイヨンとは、私の提案しているレシピのベースとなる、「おだし」のことです。旬のからだに寄り添う食材を、酵素を壊さないように65℃でじっくりとろ火で煮て抽出することで、からだにじわっと浸透するやさしいだし汁になります。

食材を切って乾煎りし、お酒、酒粕、麹などを入れて1時間ほどコトコトおだしをひくと、鍋の中で旨味が染み出して和漢の力がみなぎり、「食べるクスリ」的な効能が上がります。

だしをとったあとの食材もムダなく活用します。ミキサーにかけてポタージュにしてもいいですし、それぞれを切って調理すれば、下ごしらえ済みの食材として活用できるので時短もできます。食材を丸ごと使い切って、フードロスゼロで環境にもやさしい料理を作りましょう。

食欲がない時は、そのままいただいておだしの力でからだをいたわり、また1日おだしだけを飲んで過ごすと体質改善のファスティングにも使用できます。

この章ではこの本でたくさん使用している「からだが喜ぶブイヨン」と、その他、効能別のブイヨンのレシピをご紹介します。

冷えを感じる時のブイヨン

女性に多い冷えの原因のひとつは鉄分不足。カルシウムと鉄分を多く含むいりこ、鉄分豊富な白花豆、温性の大葉を使います。これを飲んだだけでじんわりと汗が出ます。

【材料】
生姜…大さじ1
[皮つきを千切りにしてからみじん切り]
えのきだけ…1株[3cm幅に切る]
大葉…10枚[粗みじん切り]
白菜…4枚
白花豆…大さじ2
子宝スパイス(P26)…3ふり
いりこ…11本[頭とワタを取り除く]
塩…少々
純米酒…30cc
乾燥米麹…大さじ1
ルイボスティー…800cc

【作り方】
1. 鍋に生姜を入れ、塩をふり弱火でじっくり乾煎りする(生姜の甘い香りが出るまでしっかり)。
2. えのきだけ、大葉を加えさらにじっくり乾煎りし塩をふり、焼き目をつける。
3. 白花豆、いりこ、子宝スパイス3ふりを入れる。お酒を回し入れ、蓋をして8分ほど弱火で蒸す。白菜を入れ、蓋をしてさらに8分蒸し煮にする。
4. 蓋を開けルイボスティーを少しずつ注ぎ、乾燥米麹を手でバラバラにして入れる。
5. 弱火で1時間ほどあくが出ないように、煮立てずじっくり抽出させる。
6. ざるで濾して、ブイヨンとして使用する(食欲のない時は1日これだけいただくと体調が整います)。

デトックスのトマト風味ブイヨン

あさりのタウリン、トマトのリコピンとクエン酸で血液さらさら、昆布のフコイダンの働きで腸内のお掃除もスムーズになり、疲れにくいからだになります。

【材料】
長ネギ…青い部分2本[3cm幅に切る]
トマト…4個[3mm幅輪切り]
ブロッコリーの茎…1個[皮をむいてざく切り]
あさり…200g[ひと晩砂出ししておく]
昆布…3cm角1枚
塩…ふたつまみ
お酒…大さじ2
酒粕…大さじ1
お水…1ℓ

【作り方】
1. 鍋に青ネギを入れて、ひとつまみの塩でしっかり乾煎りしてカラカラにする。
2. 鍋底にトマトを敷き上に1、ブロッコリーの茎をのせその上にあさり、ちぎった酒粕と昆布をのせお酒を回し入れ蓋をする(弱火で14分ほど蒸し煮)。
3. 蓋を開け、少しずつ水を加えて蓋をして弱火で1時間ほど煮ふくめ、ざるで濾していただく。

花粉、アレルギーの時のブイヨン

花粉症をはじめとする、アレルギーの方は、気の巡りが悪くて呼吸が浅い方がほとんど。香り豊かな香草と柑橘ベースのだし汁に、乾燥を緩和させる食材を。

【材料 / 下ごしらえ】

生姜…大さじ 1
[皮つきのまままみじん切り]
もち米…大さじ3 [サッと洗っておく]
セロリ… 1/2 本
[ざく切り。茎はピーラーで筋を取る]
パセリ… 3 本 [極みじん切り]
オレンジ… 1 個
[くし切り。皮は塩を全体につけてすり込み、30 分ほど置いて水洗いして農薬を取り除く]
塩…少々
鶏ささみ… 4 本 [切れ込みを入れる]
玉ねぎ… 1 個 [皮をむいて根元から 1 cm 幅の輪切り]
ブラックタイガーの殻… 6 尾分
[殻はむいて塩で揉み、水洗いしておく。身はお料理で使う]
酒粕…大さじ 1 程度
水… 1 ℓ

【作り方】

1. 鍋に生姜を入れ、塩をふり弱火で生姜の甘い香りが出るまでしっかり乾煎りする。
2. もち米を入れて香ばしい香りが立つまで中火で乾煎りする 。
3. セロリの葉、パセリを加えて弱火で薄くきつね色になるまで乾煎りする。
4. オレンジ、鶏ささみ、玉ねぎ、セロリの茎、ブラックタイガーの殻を入れてから酒粕をちぎり入れ蓋をして 8 分ほど弱火で蒸し煮にする。
5. 蓋を開け水を少しずつ注ぎ、弱火で 1 時間ほどあくが出ないように煮立てずじっくり抽出させる。
6. ザルで濾して、ブイヨンに使用する。
7. ブイヨンの材料のエビの殻だけ取り除く。その他食材は他のレシピで使用できます。

からだが喜ぶブイヨン

この本で紹介しているレシピにたくさん登場してくるブイヨンです。もっとも基本のブイヨンといえるでしょう。

【材料】

生姜…大さじ 1 [皮ごとみじん切り]
塩…ひとつまみ
昆布… 3 cm 角 1 枚
しいたけ… 2 個
キャベツ…1/4 個 [ざく切り]
かつお厚削り節… 4 枚
日本酒…大さじ 2
粒胡椒… 8 個
水… 1 ℓ

【作り方】

1. 鍋に生姜を入れてひとつまみの塩をふり、弱火でしっかり乾炒りします。
2. 軸と傘に分けたしいたけ、キャベツ、昆布を入れて日本酒を回し入れ、蓋をして 8 分蒸し煮にし、キャベツの葉先に焼き目をつける。
3. 厚削り節、粒胡椒を入れて水 1 ℓ を注ぎ蓋をして弱火で吹きこぼれない程度の加熱(弱火)で 50 分ほど煮出して出来上がり。

Part. 6

やさしいスイーツでからだをいたわる

私のレッスンの受講者さんには甘いものが元々好きで作るのも好き、という方が多いです。そのような方は、無理に我慢をしてストレスをためるより、からだにやさしいスイーツを少し摂取したほうがメンタルが安定します。シンプルで、しかも美味しいスイーツレシピをご紹介。

Part. 6

やさしい
スイーツで
からだをいたわる

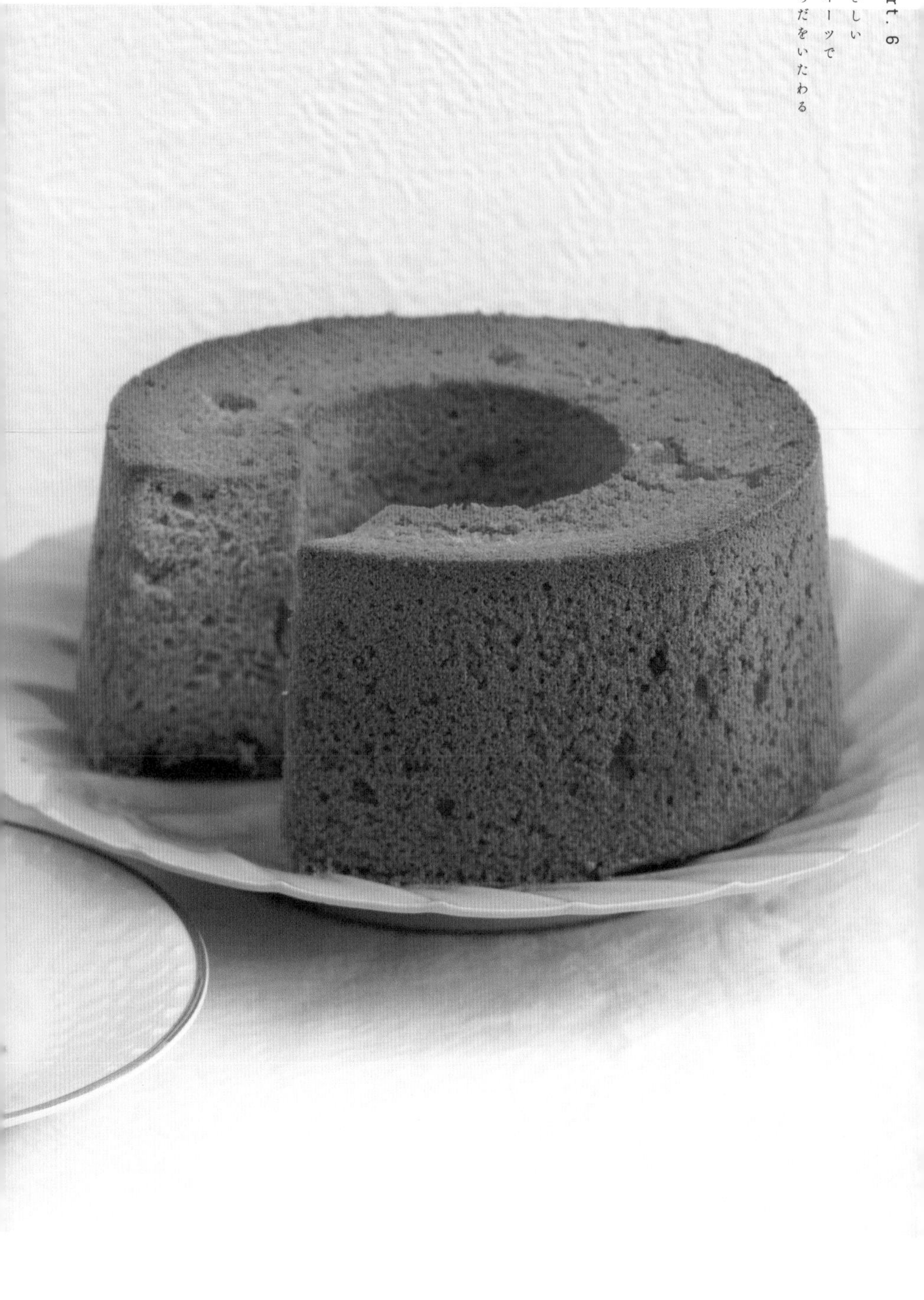

パイン風味の米粉シフォン

しっかりと卵白を泡立てましょう。米粉、オリーブオイル、ドライパイナップル、ローズマリーを使ったヘルシーな一品。冷めても萎まないように仕上げるには、生地の焼き時間がポイント。むくみやホルモンバランスが乱れ、抜け毛が多い方にもおすすめです。

【材料 / 用意するもの】
（17cm シフォン型1台分）

A
- 卵白… 3個分
- 和三盆もしくはきび糖…20g

オリーブオイル…50g
水…55cc

B
- 卵黄… 3個
- 和三盆…55g

米粉…90g
ドライパイナップル…30g
ローズマリー…1枝

【準備】
・卵白を泡立てる
①ボウルに卵白を入れ、Aの和三盆をひとつまみ入れて冷水を当てながら、ハンドミキサーで泡立てる。
②残った和三盆を4回に分けて加え、泡立ててふわふわ艶やかなメレンゲにして、冷蔵庫で冷やしておく。
・米粉はふるっておく
・ドライパイン、ローズマリーは細かく刻んでおく
・オーブンを180℃に予熱しておく

【作り方】
1. 小さめのボウルにBを入れて白っぽくなるまでハンドミキサーか泡立て器で混ぜる。
2. 1にオリーブオイルを少しずつ加え混ぜる。
3. 2に水を2回に分けて加え混ぜる。
4. 米粉とドライパイン、ローズマリーを入れて泡立て器でぐるっと混ぜる。
5. 下ごしらえしておいたメレンゲを、3回に分けて4に入れて泡立て器でさらに混ぜ、底からひっくり返すようにヘラで混ぜる。
6. メレンゲが馴染み艶やかな生地になったら型に入れて、180℃で10分、160℃で40分焼く。
7. 型ごと逆さまにして冷ました後、型から外して出来上がり。

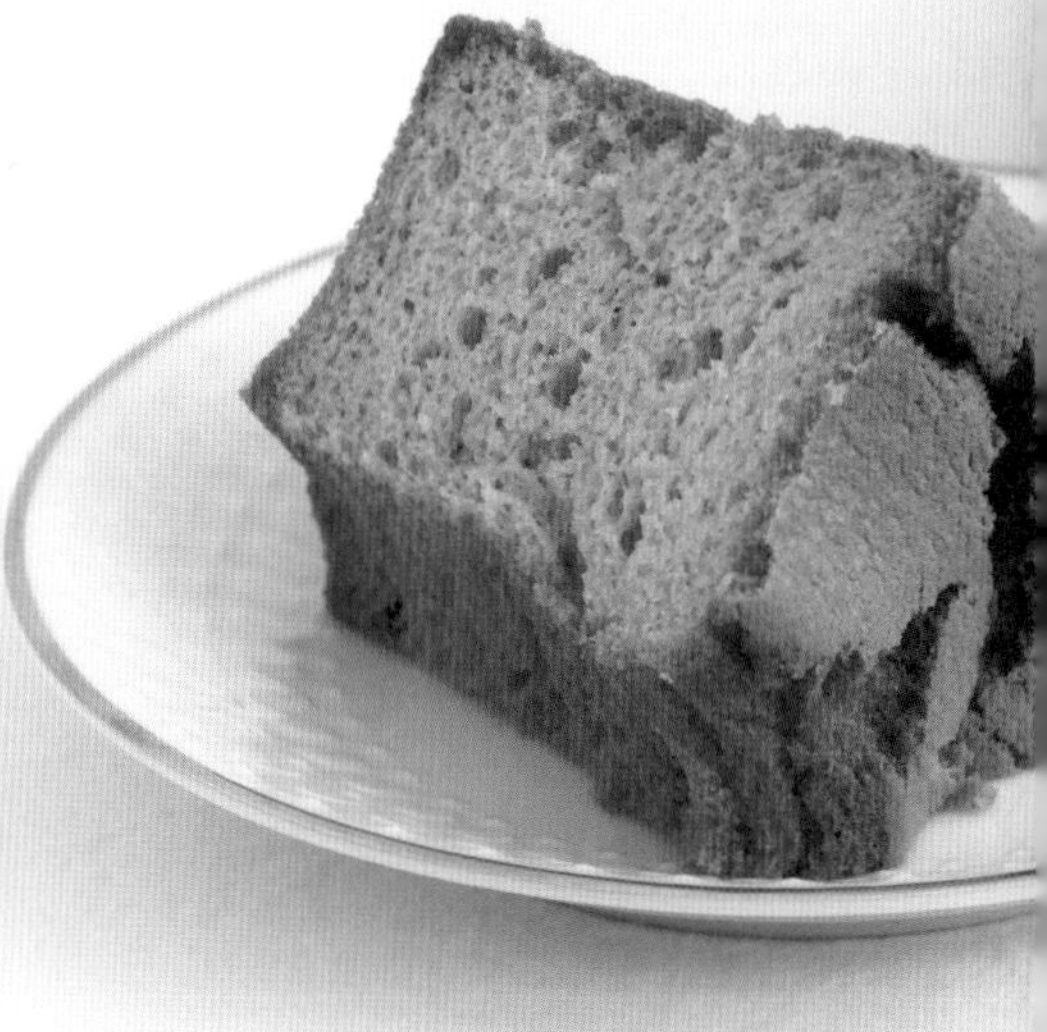

干し芋プリン

干し芋はGI値が低い食材。素材に甘さがありますのでプリンの生地には加糖しないこともポイントです。干し芋は疲労回復効果が期待できます。プリンがかなり甘いので、カラメルは少しで十分です。

【材料】 2～3人分
干し芋…80g
牛乳…130g
バニラビーンズ…耳かき1杯程度
卵… 1個

カラメルの材料

黒糖…20g
醤油… 4滴
ぬるま湯…100cc

【準備】
・干し芋は、細かく切っておく
・卵は溶いて、ざるで濾しておく
・黒糖は細かく砕いておく

【作り方】
1. ミキサーに干し芋、牛乳、バニラビーンズを入れて滑らかになるまで攪拌する。
2. ボウルで卵を合わせてよく混ぜ、裏ごしして1とあわせる。
3. 2を型に流し入れ、鍋に湯を張り弱火で20分ほど蒸す。
4. カラメルを作る。鍋に黒糖を入れて水を10cc(分量外)と醤油を加え中火にかけ、カラメル色になったら火を止め、湯を100cc少しずつ注ぎ入れ、艶が出たら、冷たい布巾の上に鍋を置いてかき混ぜ、色止めをする。

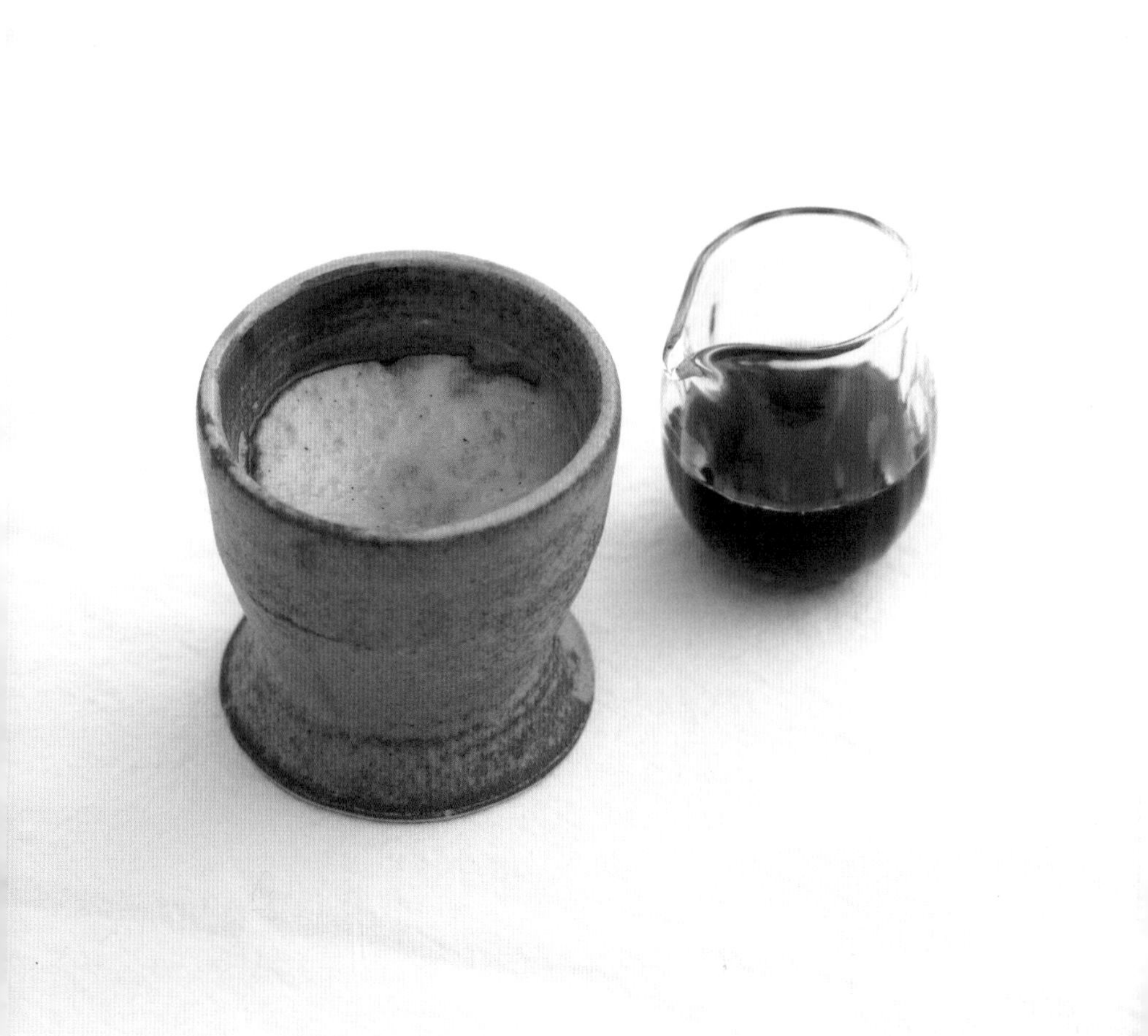

いちごチョコの
ライスペーパー包み

ストレスがたまると、チョコを食べたくなりませんか？　ストレスのせいでカルシウムをはじめとするミネラル不足になると気の巡りが滞りやすくなり、ミネラルをとりたくなるからです。PMSの方にも多く見られます。そのような時はこのスイーツをいただいてみてください。

【材料】２本分
いちご…３粒
カマンベールチーズ…50g
カカオ70％チョコレート…大さじ１
砕いたくるみ…適量
ライスペーパー…２枚
シナモン…適量
ディル…適量

【準備】
・いちご３粒を縦半分に切る
・チョコレートは細かく刻んでおく
・ライスペーパーは水で戻して水分を切っておく

【作り方】
1. ボウルにカマンベールチーズとチョコレートを入れてよく混ぜる。さらにくるみも入れ混ぜる。
2. ライスペーパーの中心に縦にディルを散らし、その上に縦半分に切ったいちごを並べる。
3. その上に１をのせて、生春巻きの要領で包む。
4. ひと口サイズにカットして、お皿に盛りつけたらシナモンをひとふりして出来上がり（お好みで、角切りのいちごを添えたり、削り落としたチョコをふってもOK）。

＼カットする前／

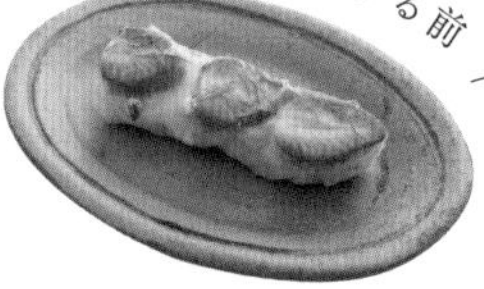

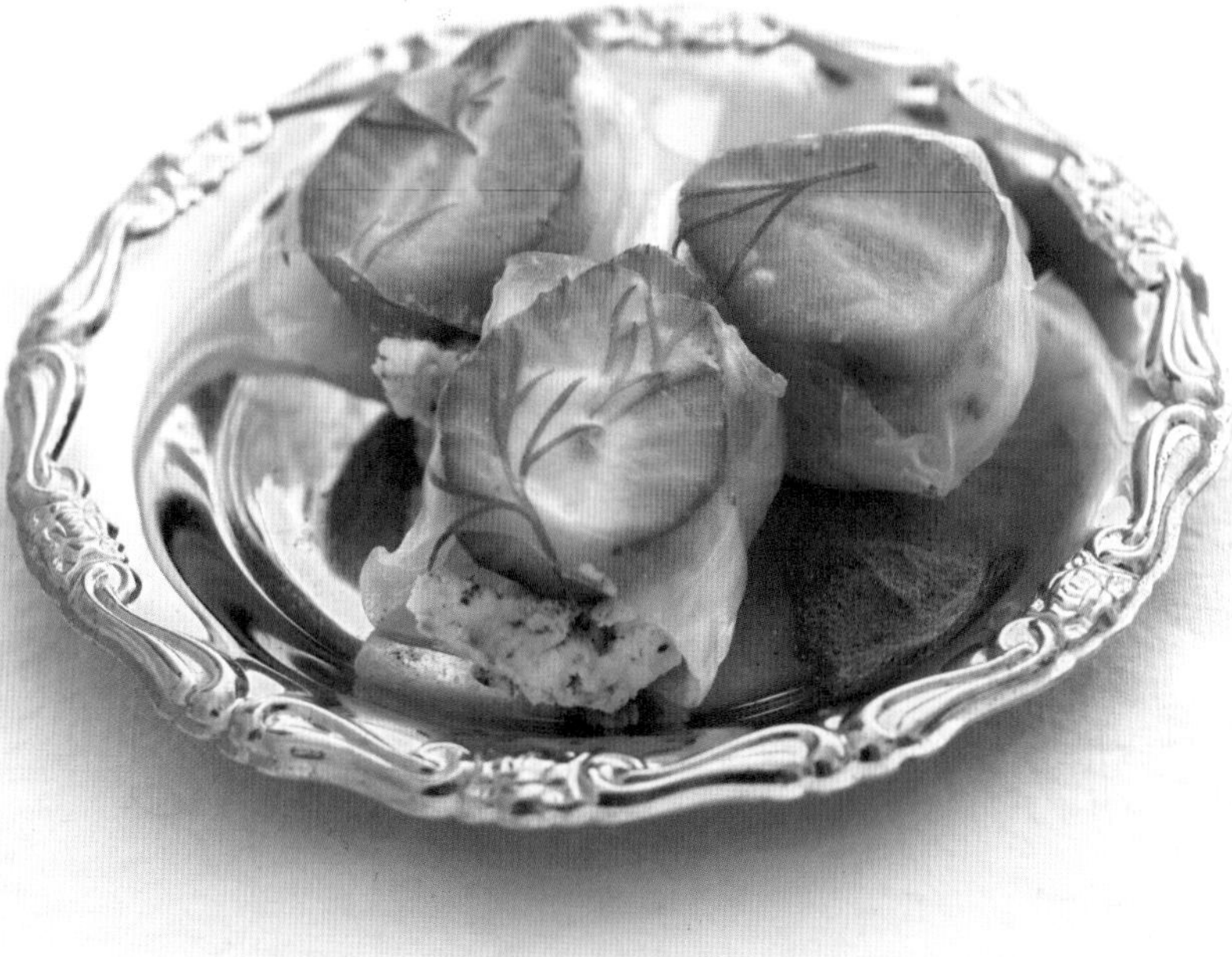

Part. 6
やさしい
スイーツで
からだをいたわる

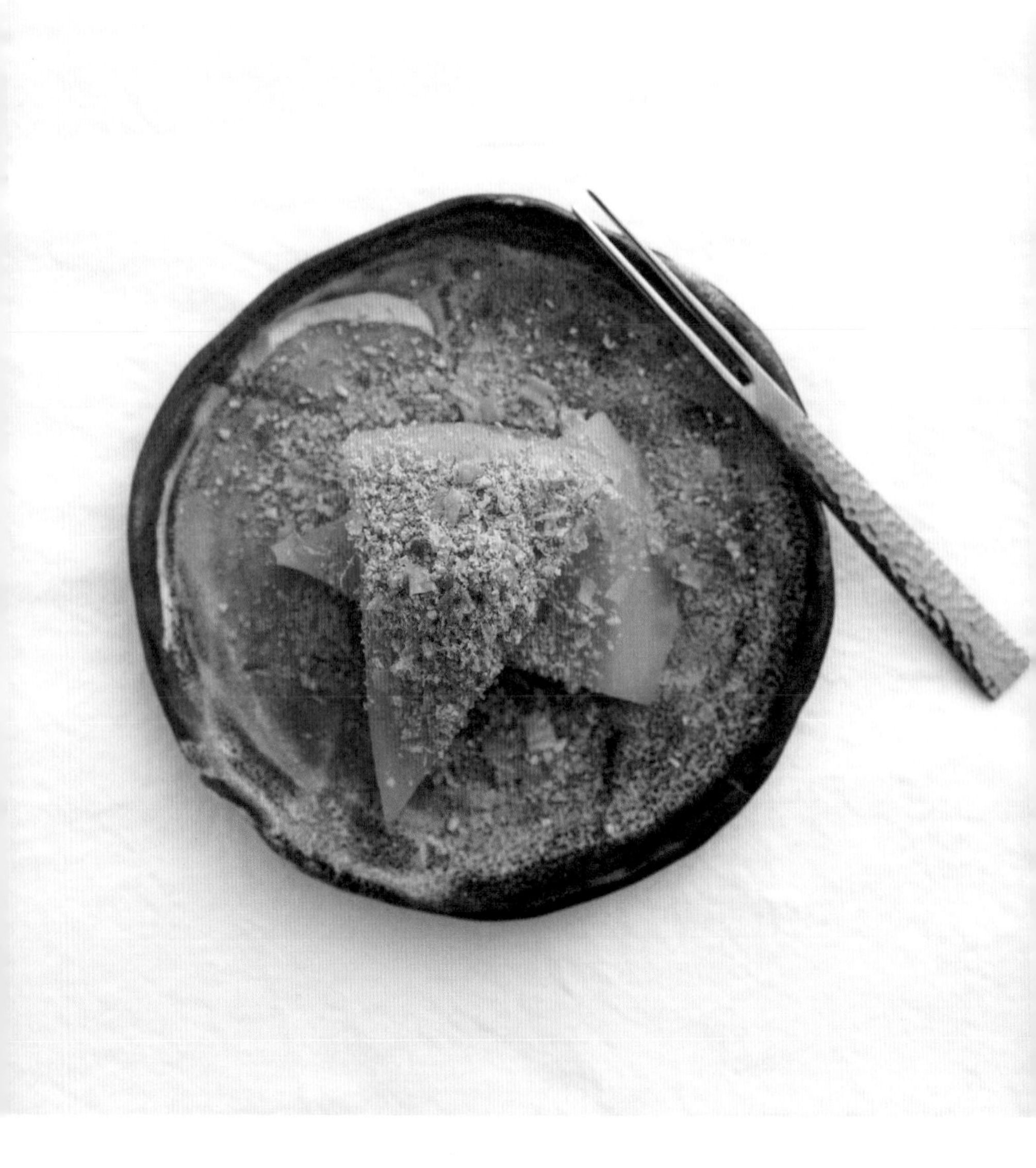

コトダマ葛餅

葛餅好きの私がよく食べているおやつです。トッピングにお砂糖を加えていないので、あっさりとした味になっています。

【材料／準備するもの】（作りやすい分量）
本葛粉…50g
和三盆…大さじ2
塩…ひとつまみ
水…200cc

トッピングの材料

きな粉…大さじ4
白ごま…大さじ1
花かつお…ひとつかみ
シナモン…2ふり
塩…ひとつまみ

【作り方】

1. トッピング用以外の材料をすべて鍋に入れ、葛粉のダマがなくなるまでよく混ぜる。
2. 混ざったら中火にし、木べらで混ぜ合わせて加熱する。沸騰したら弱火にかけて、透明感が出てきてから2分ほど練りながら加熱する。
3. 型（バットなど）を一度冷水につけ、生地を流し入れる。
4. 3に氷水を当てながら成形しラップで平らにする（難しかったらラップで包んで小さなあん玉の形にしてもOK）。
5. 氷水を当てておき、ある程度冷えたら切り分けてお皿に盛る。
6. トッピングを作る。すり鉢に白ごまを入れてよくすり、次に花かつお、きな粉、シナモン、塩の順に入れてさらにする。葛餅にかけて食べる。

和風薬膳ティラミス

やさしいあんこの炊き方も紹介しています。ポリフェノール含有量がワインの1.5倍ある小豆は黒糖で炊くことで抗酸化作用が増します。小豆にはからだを温める作用もあり、ホルモンバランスを整えてくれます。ザル豆腐を使い抹茶をかけていただく和風ティラミスにしてみました。

【材料】作りやすい分量
クリームチーズ…50g
ハードチーズを削ったもの…50g
ざる豆腐…100g
卵黄…1個分
蜂蜜…大さじ2
あんこ(市販品でも可)…120g
全粒粉パン…適量[さいの目切り]
コーヒー(濃くいれたもの)…50cc
抹茶…3g

あんこの材料

小豆…100g
黒糖…100g
塩…ひとつまみ
水…適量

【準備】
・あんこを炊く
①小豆は一晩、8時間以上浸水させる。
②鍋に①とたっぷりの水を入れ、沸騰したら10分ほど茹でてざるに上げる。
③新しい水(冷水)に②を浸し、10分ほどそのままにして渋みを抜く。
④鍋に③を戻し入れ、あずきに対して1.5倍量くらいの水を加え、好みの硬さになるまで弱火で30分ほど茹でる。
⑤潰れるくらいの柔らかさになったら、黒糖100gの1/3量を、さらに3分くらい煮たらまた1/3量を加え、さらに3分くらい煮たら残りの黒糖を加えて溶かし、塩を入れて仕上げる。
・豆腐は水気をしっかり切っておく

【作り方】
1. 室温に戻したクリームチーズとハードチーズ、ざる豆腐、卵黄、蜂蜜をフードプロセッサーにかけてなめらかにし、生地を作る。
2. バットなどの容器にあんこを敷き、その上に全粒粉パンをおき、コーヒーを注ぎ、生地を流し入れ、冷蔵庫で1時間以上冷やす。
3. 出す直前に抹茶を茶漉しでふりかけて出来上がり。

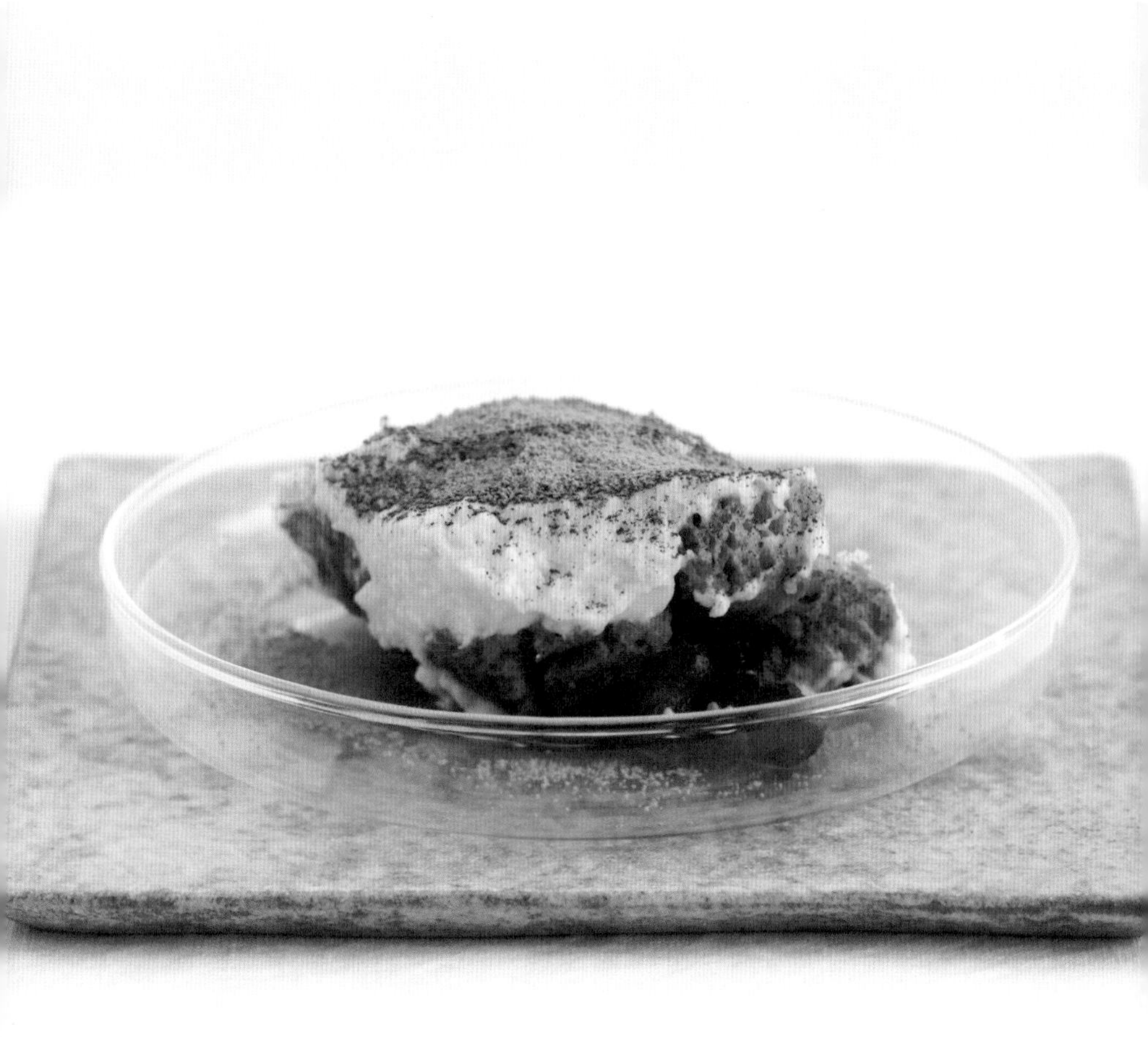

Column 4

発する言《こと》葉《だま》で からだが変わる

現在私は、著書をお読みいただいた方から御用命があれば全国各地に出向き、パーソナル薬膳のレシピを個々に提案するセッション「コトダマヒーリング」を行なっています。

前作を脱稿した時、この仕事を辞めようとしていました。前著のあとがきに詳細は述べていますが、それがきっかけで多くの人に多大な迷惑をかけ、離婚もしました。禊《みそぎ》の心で自然災害支援活動に没頭し、支援物資として「薬膳元気パン」を届けに、広島県呉市へ何度も行きました。そのような生活の中で、自分の活動の原点は何だったのか？　問い直しました。

ガンでからだが弱っていた時は、トイレに行って無事排泄できたら「ありがとう！」と柏手を打っていました。また、車椅子から松葉杖になった時には、「脊髄さん、歩けるようにしてくれてありがとう」と毎日お礼を言っていました。

「原点回帰して、日々発する言葉の意味を愛おしみ、からだに寄り添う食事を食べていただくヒーリングの仕事をしよう」。出張セッションに出向き、誰かの問題解決の役に立つことが私の仕事だと思いました。

「尊厳死を希望しているが、最後に高遠さんの食事が食べたい」

「寝坊遅刻が当たり前の子供の、毎日の生活リズムの改善と姿勢の改善をしたい」

「これから抗ガン剤治療をするので食事のサポートをお願いしたい」

ありがたいことに、週に1件はこのようなメールが届きます。どんな窮地でもからだに寄り添う食事と発する言葉を変えると脳・腸・心の相関関係が良くなり、健やかになります。セッションを終えて、尊厳死を希望されていた方からは家族との時間を大切にし生き抜くことにしたと連絡が来ました。朝寝坊のお子さんは早起きして朝ランニングを友達とするようになりました。抗ガン剤治療を始めた方は、副作用が軽くなったそうです。

食べること、発する言葉、生きること。口から全ての未来が開いているのです。

Part. 7

からだが喜ぶ おもてなし献立

この章では身近な食材で香りを嗅ぎながら作り、工程などを語らいながらからだが喜ぶことを体感できるレシピを献立にしてみました。「からだに寄り添うブイヨン」をベースに、シンプルで簡単に作れる料理です。

4種のオードブル

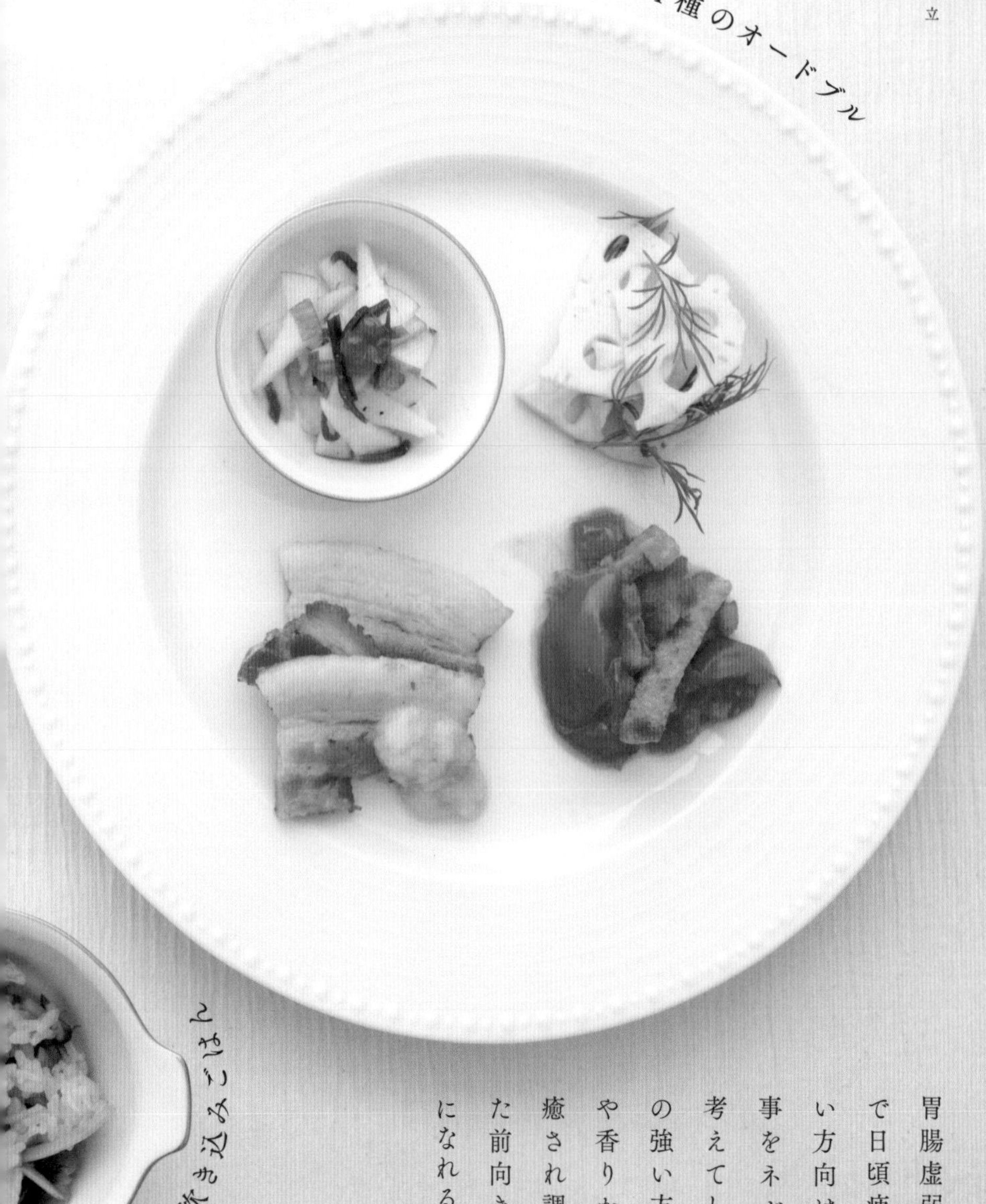

鶏とクレソンの炊き込みごはん

胃腸虚弱や冷え性で日頃疲労感が強い方向けです。物事をネガティブに考えてしまう陰性の強い方も色合いや香りから心身が癒され調和のとれた前向きな気持ちになれる献立です。

献立①

炊き込みごはんと
スープの
やさしい献立

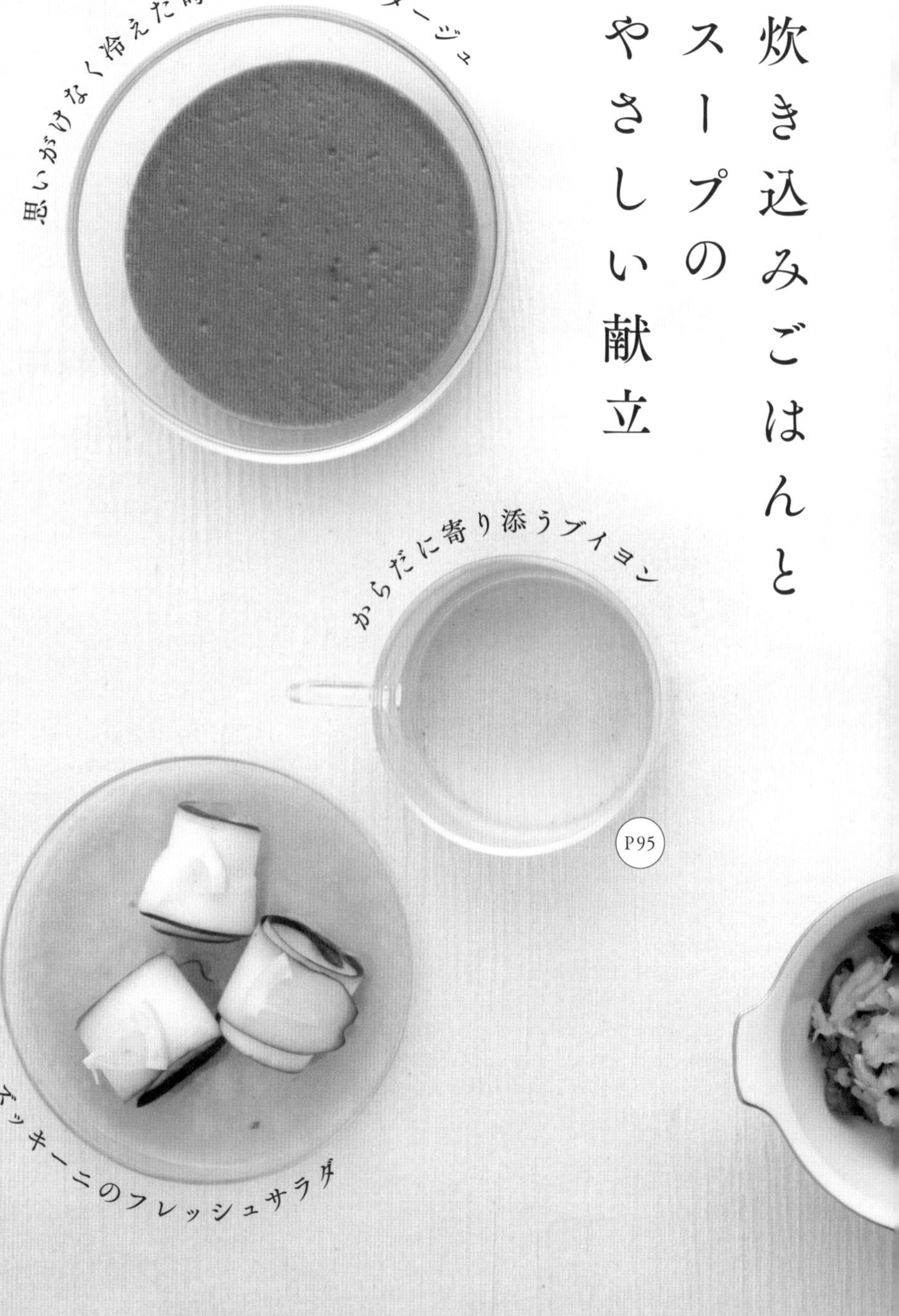

思いがけなく冷えた時の真っ赤なポタージュ

からだに寄り添うブイヨン

P95

ズッキーニのフレッシュサラダ

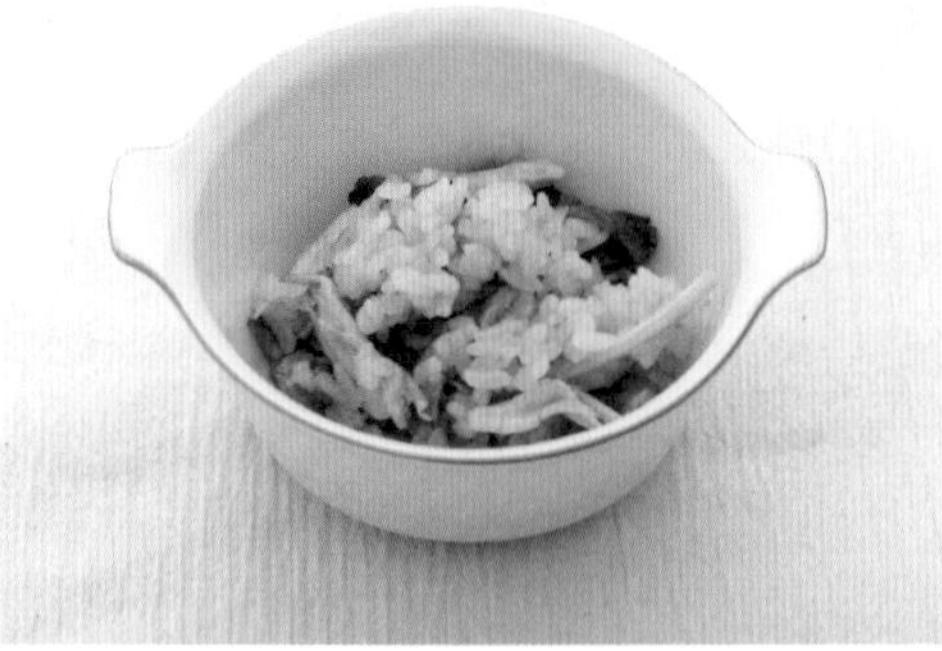

鶏とクレソンの炊き込みごはん

ごぼうは利尿作用、デトックス作用が高く腎臓機能改善に良い食材。高タンパク・低脂肪の鶏ささみを使い疲労回復、からだのだるさを改善しダイエット効果もある、やさしい味付けの炊き込みごはんです。

【材料】2人分
米…1.5カップ
ごぼう…さきがき大さじ2
塩…ひとつまみ
鶏ささみ…1本
からだに寄り添うブイヨン（P95）
…1.2カップ
薄口醤油…小さじ2
クレソン…1束

【準備】
・お米は研いで浸水後、ボウルに入れ冷蔵庫で30分休ませておく
・鶏ささみは筋切りをして細かく切る
・クレソンは2cm幅に切っておく

【作り方】
1. 米をざるに上げて水気をしっかり切っておく。
2. 鍋にごぼう、塩をひとつまみ入れ、しっかり乾煎りする。
3. 2に鶏ささみを入れて色が変わるまで炒める。
4. 炊飯鍋に1と3を入れ、からだに寄り添うブイヨン、薄口醤油を加え炊飯する。
5. 4に、クレソンをたっぷり混ぜ込んで出来上がり。

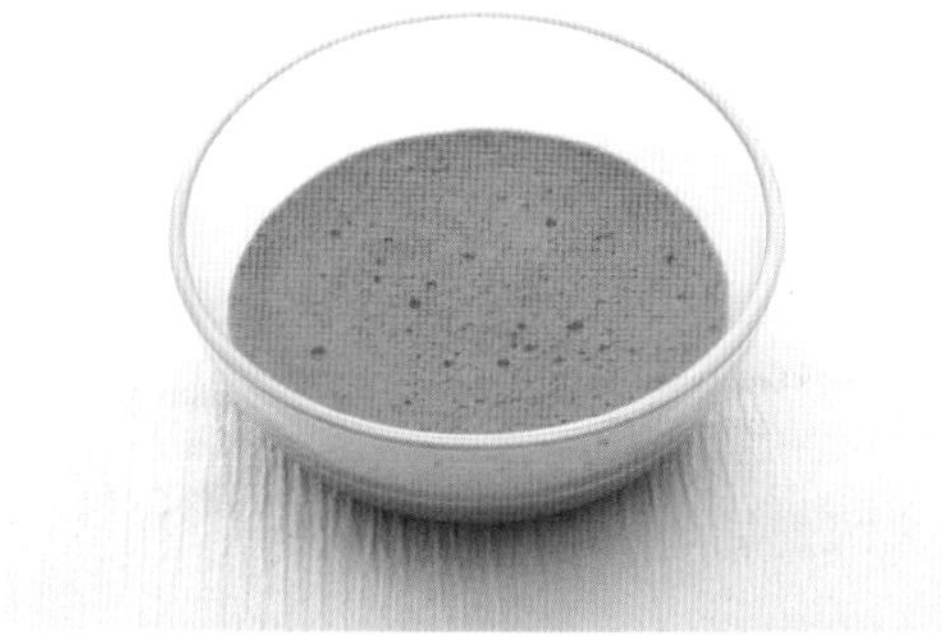

思いがけなく冷えた時の真っ赤なポタージュ

健胃作用のあるジャガイモ、腸内温度を高める生姜とシナモンを使いました。りんごのペクチンの働きで胃腸にたまった冷えた水分を排出しましょう。

【材料】2人分
生姜…すりおろしたもの小さじ1
塩…適量
ジャガイモ（P95からだに寄り添うブイヨンの残り、もしくは湯がいたもの）…2個
りんご…1/2個
赤ビーツ…大さじ1
からだに寄り添うブイヨン（P95）
…1.2カップ
牛乳…200cc
シナモン…3ふり

【準備】
・ジャガイモは皮をむく
・ビーツはみじん切り、りんごはざく切りにしておく

【作り方】
1. 鍋に生姜を入れて塩をふり、弱火で乾煎りする。
2. 赤ビーツ、りんごを加えて、さらに乾煎りする。
3. ジャガイモを加え中火にして、からだに寄り添うブイヨンを少しずつ加える
4. ハンドミキサーをかけ牛乳を加えてひと煮立ちさせ、シナモンをふり出来上がり。

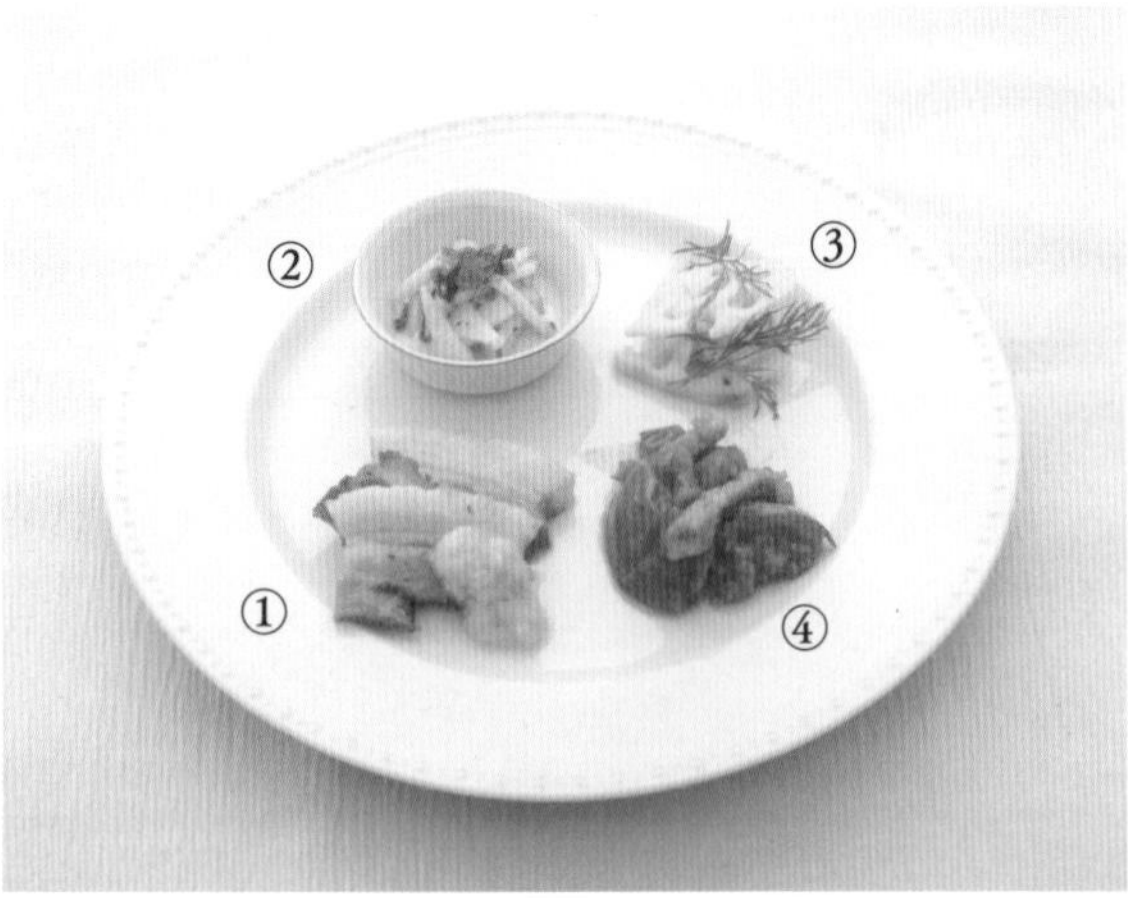

4種のオードブル

② りんごソテー ちりめん山椒風味

りんごのペクチンとオリーブオイルで快腸。ちりめん昆布山椒やイクラを添えておつまみ風に。

【材料】 2人分
りんご…1/4個 [ざく切り]
塩…ひとつまみ
からだに寄り添うブイヨン(P95)…30cc
オリーブオイル…大さじ1
ちりめん昆布山椒…小さじ1
イクラ…適量

【作り方】
1. フライパンにりんごと塩を入れてよく混ぜる。ブイヨンを入れて中火で少し加熱して水分を飛ばす。
2. オリーブオイルを入れて、さらにさっとソテーする。
3. 器に盛り付けちりめん昆布山椒、イクラを添えて出来上がり。

① チャーシューのエスニック風

かぶと金柑とターメリックを使ったアジアンなソース。肝臓機能をいたわるソースでもあります。

【材料】 作りやすい量
シンプルチャーシュー(P24)…適量

チャーシューのソースの材料

かぶ…1/2個
からだに寄り添うブイヨン(P95)…200cc
金柑…2個 [細かく刻む]
ターメリック…2ふり
塩…ひとつまみ
マスタード…小さじ1

【作り方】
1. ソースを作る。かぶを皮ごとざく切りして、ひとつまみの塩をしておく。
2. 1を鍋に入れてブイヨン、ターメリック、金柑を加えて蓋をして13分ほど弱火で煮る。マスタードを入れて、ハンドミキサーにかけて出来上がり。
3. 盛り付けたチャーシューにかけていただく。

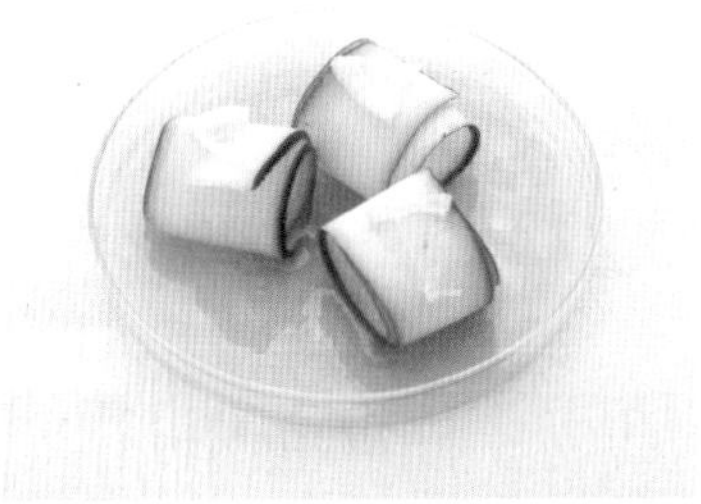

ズッキーニのフレッシュサラダ

ズッキーニはからだのむくみを感じる時におすすめの野菜。胡麻の発酵食品芝麻醤(チーマージャン)、乳酸発酵のアンチョビと米酢を使った疲労回復効果抜群のマリネ液は、鶏ささみのソースや冷やし中華のソースにも使えます。

【材料】 2人分
ズッキーニ…1/2本
A
- からだに寄り添うブイヨン(P95)…100cc
- 醤油…小さじ1
- 米酢…大さじ1
- 芝麻醤…小さじ1/2
- アンチョビ…1本［極みじん切り］

【作り方】
1. ズッキーニをピーラーでひいて塩(分量外)をふり、丸めて楊枝で刺す。
2. マリネ液を作る。鍋にAを入れてひと煮立ちさせる。
3. 器に盛り付けたズッキーニに熱々の2をかけていただく。

③ レンコンのハーブマリネ

レンコンは血液循環を促し、排泄作用を高めるため、美肌や体質改善に欠かせない食材です。

【材料】 2人分
レンコン…2cm［いちょう切り］
からだに寄り添うブイヨン(P95)…100cc
米酢…大さじ2
ディル…1枝
塩…ひとつまみ
子宝スパイス(P26)…2ふり

【作り方】
1. 鍋にレンコンを入れ塩をふりもみ、ブイヨンを入れて6分ほど弱火で加熱する。
2. 保存容器に米酢、ディルをちぎり入れ、1を入れマリネする。子宝スパイスをふり、粗熱をとって出来上がり。

---

④ トマトと揚げの煮込み

トマトの酸味とパリパリに焼いた油揚げのカポナータ。シナモンをふることで血行促進作用が高まります。

【材料】 2人分
トマト…1個［くし切り］
からだに寄り添うブイヨン(P95)…100cc
米酢…大さじ1
醤油…小さじ1
塩…ひとつまみ
シナモン…2ふり
油揚げ…1/2枚［焼いて短冊切り］

【作り方】
1. 鍋にトマトを入れ塩をふり、形が崩れるまで弱火で加熱する。
2. ブイヨンを注ぎ米酢、醤油を入れて5分ほど煮込む。
3. シナモンをふり、油揚げを入れてサクッと混ぜて出来上がり。

献立②

肉巻きビーツのプレートごはん

ハーブと桜えびの真薯

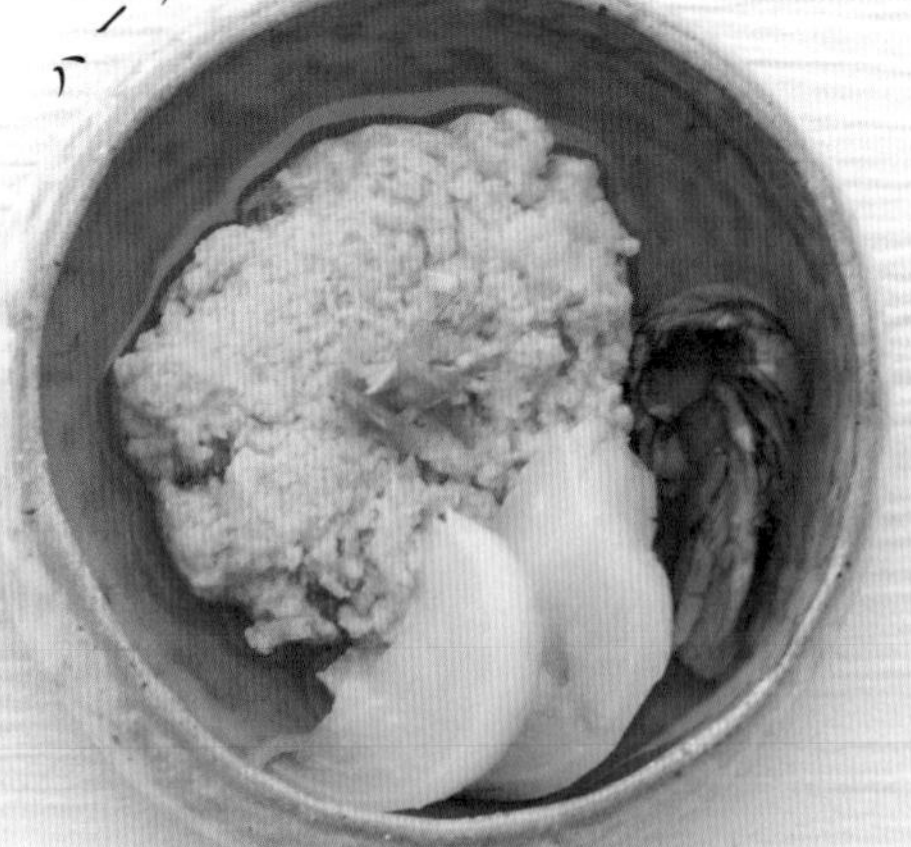

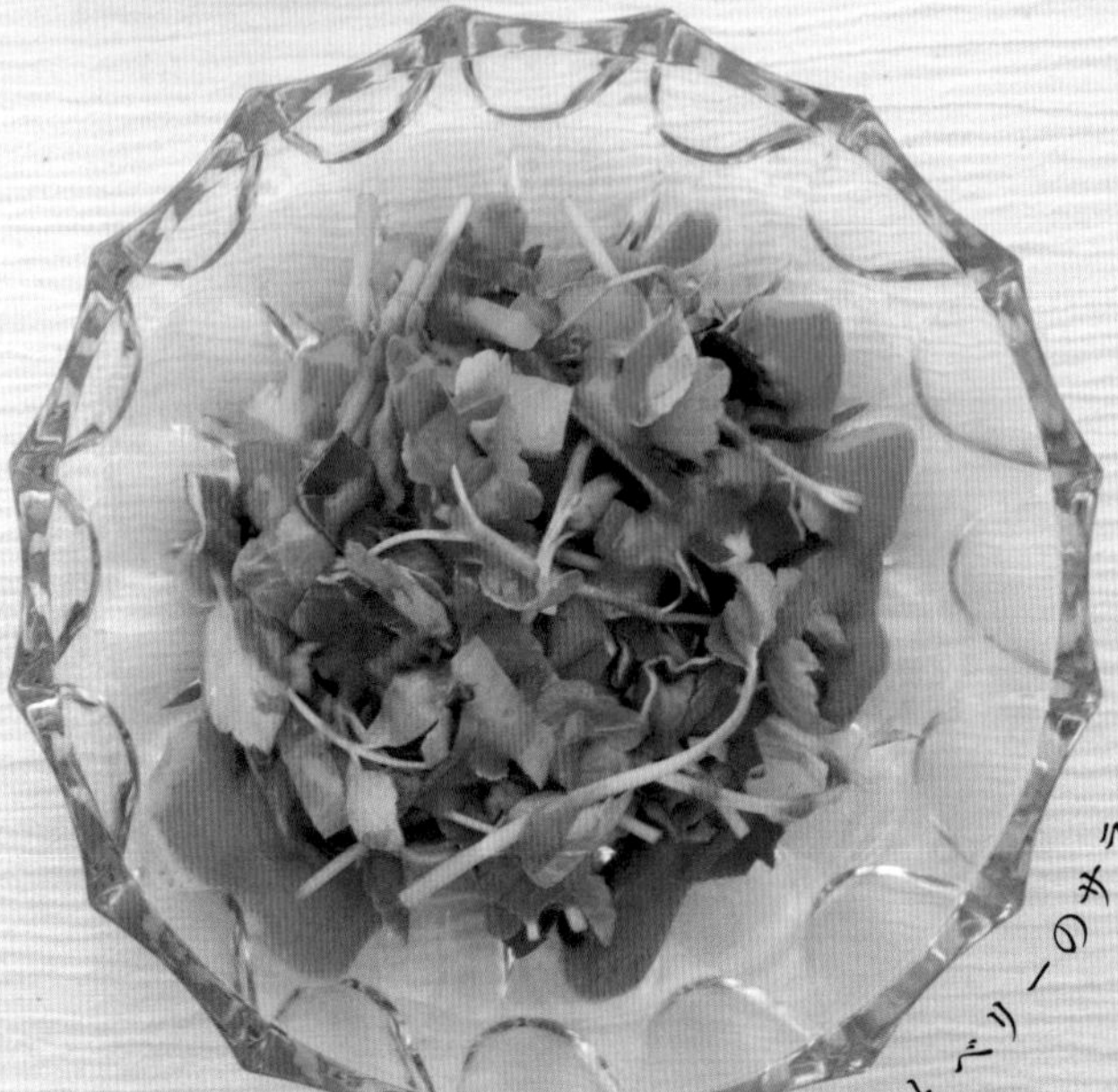

苦味野菜とベリーのサラダ

長芋炒り卵ごはん+ビーツの牛肉巻きオニオンリング添え

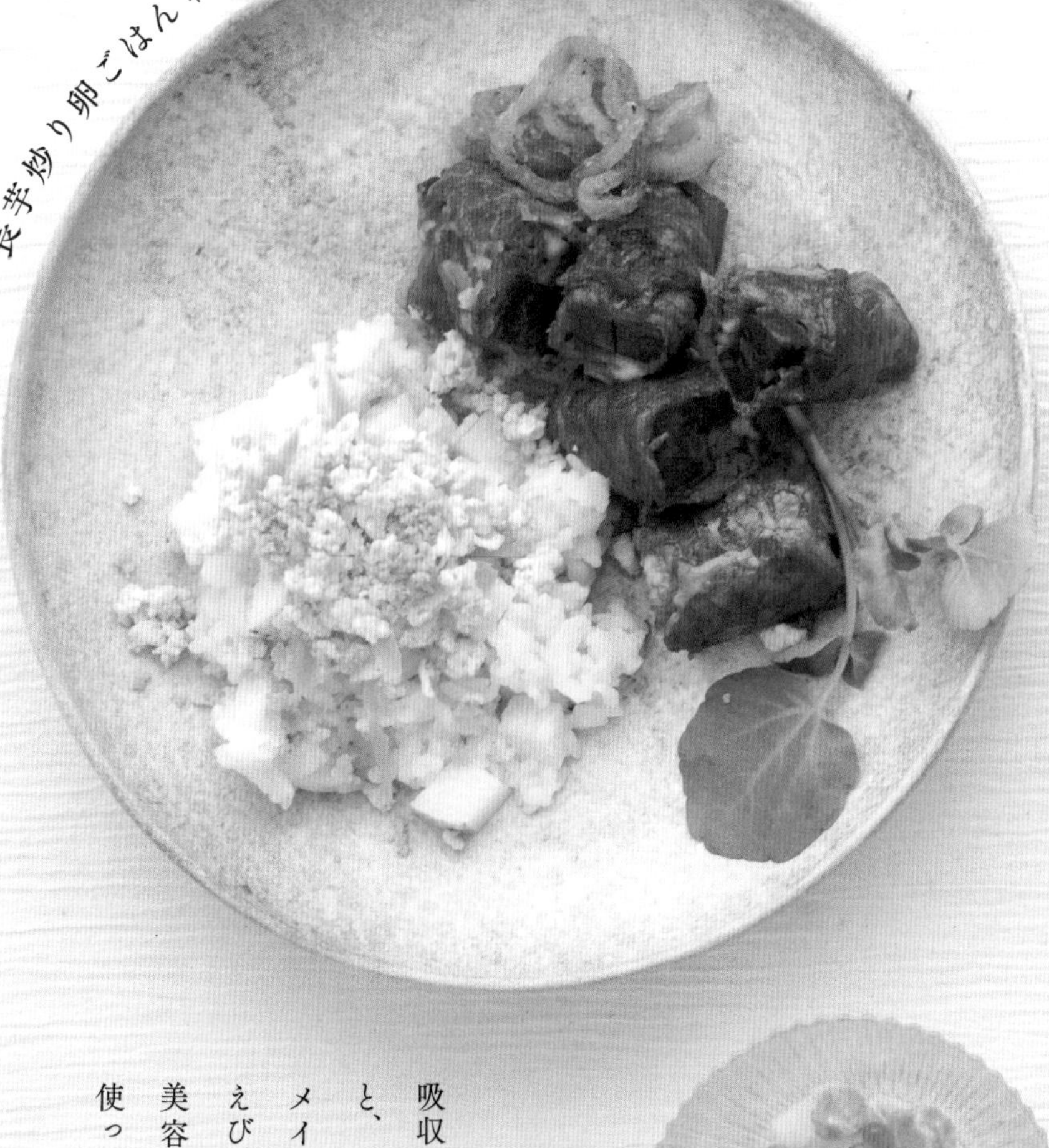

大根とサーモンの宝石マリネ

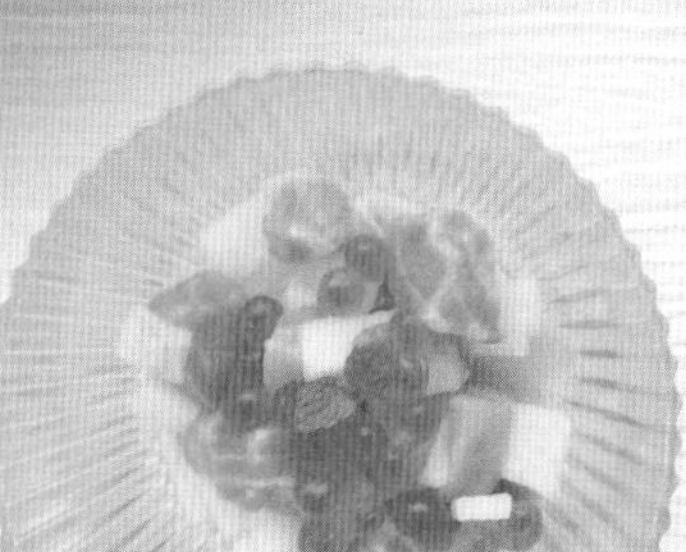

吸収の良いヘム鉄を多く含む牛肉と、むくみ、美肌に良いビーツがメインの女性に嬉しい献立です。えび、サーモン、レンコンなどの美容効果の高い食材をたくさん使っています。

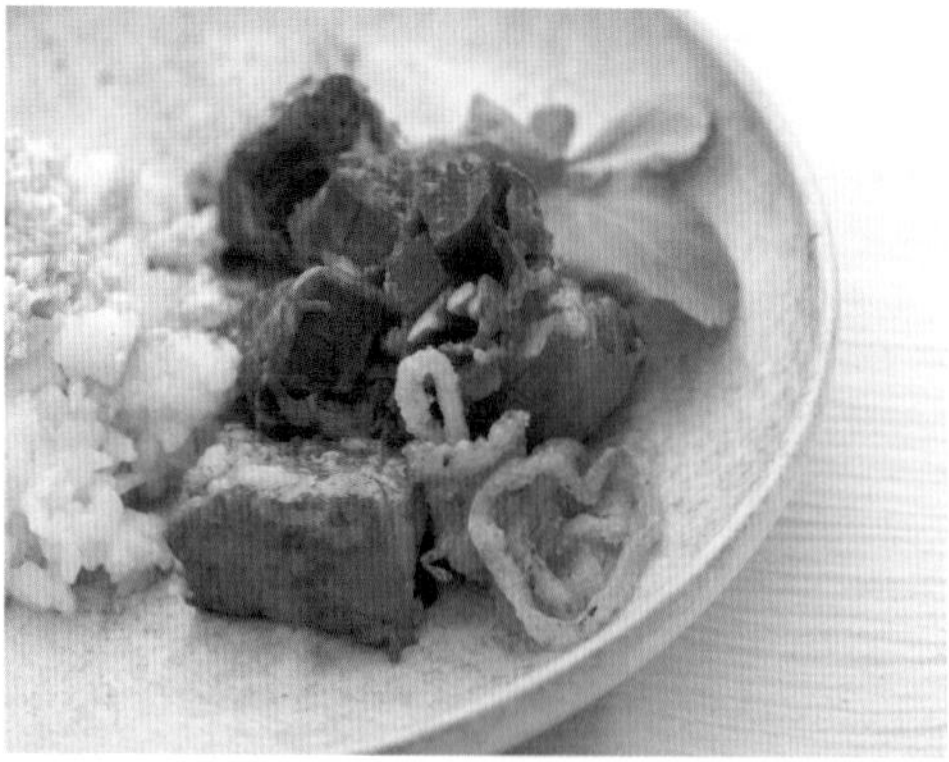

ビーツの牛肉巻きオニオンリング添え

血液循環が悪くからだに力が入りづらい方におすすめの一品。赤ビーツをおだしで炊いて食べやすくし、牛肉を柔らかくしてコクを出すためにおぼろ昆布で巻きました。付け合わせのオニオンリングは、ごま油とオリーブオイルでしっとり揚げることで、ケルセチンを引き出して甘さを感じさせます。

【材料】2人分

A
- 赤ビーツ…1/2個
- からだに寄り添うブイヨン（P95）…1カップ
- 醤油…小さじ1
- 杏露酒…大さじ2

牛薄切り肉…4枚
舞茸…1/4株
おぼろ昆布…大さじ1
醤油…小さじ1
オリーブオイル…大さじ1
クミンパウダー…適量

オニオンリングの材料

玉ねぎ…1/4個
葛粉…適量
ごま油…1カップ
オリーブオイル…大さじ2

【作り方】

1. オニオンリングを作る。玉ねぎを輪切りにして塩、葛粉をまぶして冷蔵庫で10分おく。ごま油とオリーブオイルを鍋に入れ、中火で揚げ煮する。きつね色になったら、鍋から上げて油を切っておく。
2. 鍋にAを入れて蓋をして、弱火で13分ほど煮含める。
3. 粗熱が取れたら牛肉に2のビーツを並べて舞茸をのせ、クミンパウダーをふり、包む。
4. 3の真ん中におぼろ昆布を巻きつける。
5. フライパンにオリーブオイルをひき、4を並べて片面を中火で焼く。
6. ひっくり返して1の煮汁をかけて煮詰め、鍋肌に醤油を回し入れ出来上がり。
7. 食べやすいサイズに切って、オニオンリングと一緒に皿に盛り付ける。

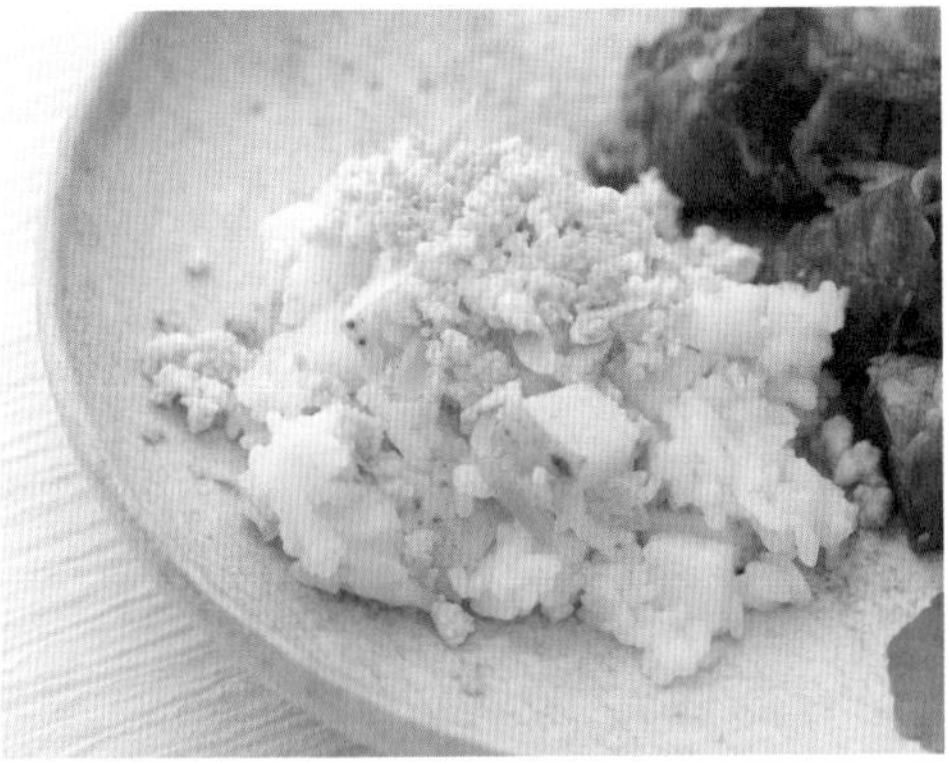

長芋炒り卵ごはん

長芋は亜鉛、カリウム、鉄などのミネラル成分豊富な根菜。粘膜の保護や美肌作用もあります。発酵食品のチーズの中でも、熟成が長いミモレットチーズと合わせ、簡単で美味しく黄色の色合いがかわいい炊き込みごはんにしました。

【材料】２人分
米…１カップ
長芋…130g
ミモレットチーズ…50g
からだに寄り添うブイヨン(P95)
…1.2カップ
塩…ひとつまみ
卵…２個

【準備】
・お米は、研いだ後、たっぷりの水で浸水させてボウルに入れ冷蔵庫で30分休ませる
・長芋は、ヒゲをコンロで焼き付け、皮ごとひと口大のさいの目切りにする
・卵は炒り卵にしておく

【作り方】
1. 米をざるに上げて水気をしっかり切り、長芋、ブイヨン、ひとつまみの塩と共に炊飯器に入れて炊く。
2. 炊き上がったら器に盛り付け、ミモレットチーズを削り入れ、炒り卵を散らす。その上にさらに、すったミモレットチーズを散らすと彩りが華やかに。
3. 器に盛り付ける。菜の花か小口ネギを散らしていただいてもよい。

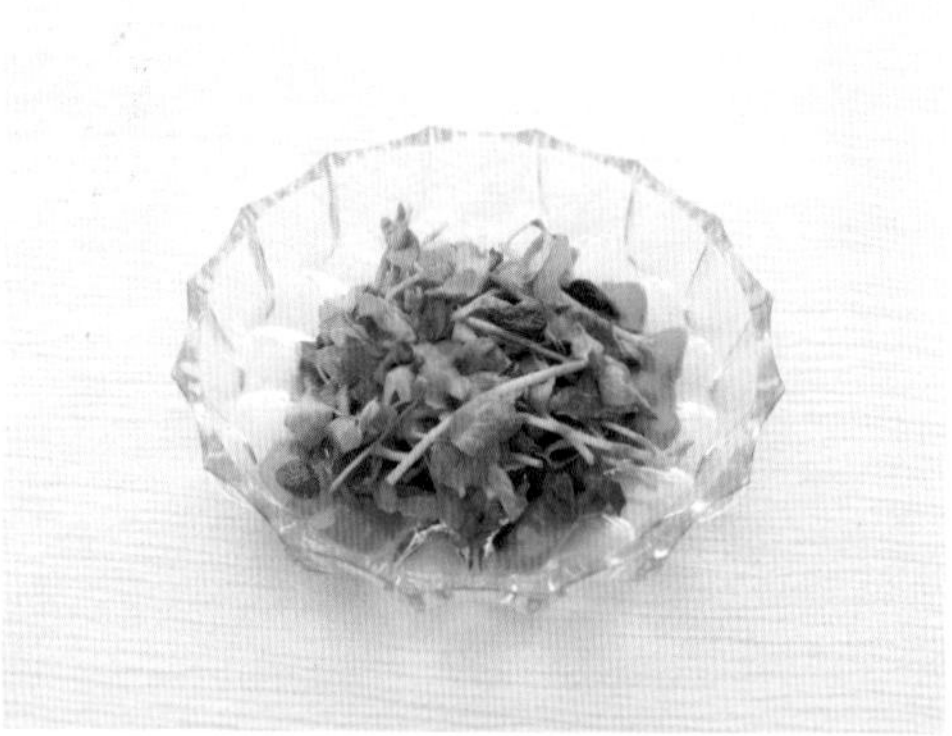

苦味野菜とベリーのサラダ

ストレス過多で外食続きの方にオススメのサラダです。苦味野菜をたっぷり使い、発酵食品のたくわん、干しぶどう、カシューナッツでアクセント。干しぶどうを加えることで鉄分、亜鉛補給になります。

【材料】2人分

A
- クレソン…2株
- セリ…1株
- たくわん
  …あられ切り大さじ1
- 干しぶどう…大さじ1
- カシューナッツ…大さじ1

ベリーのドレッシングの材料

からだに寄り添うブイヨン(P95)
…大さじ2
凍らせたいちご…6粒
杏露酒…大さじ1
オリーブオイル…大さじ1
子宝スパイス(P26)、
またはカルダモン…2ふり
塩…ひとつまみ

【準備】
・クレソンとセリは2cm幅に切っておく。
・干しぶどうは、レモン汁につけてふやかしておく
・カシューナッツは砕いておく

【作り方】
1. ベリーのドレッシングの材料をすべてボウルに入れ、ハンドミキサーにかけてドレッシングを作る。
2. Aを混ぜ合わせて、皿に盛り付ける。ベリーのドレッシングをかけていただく。

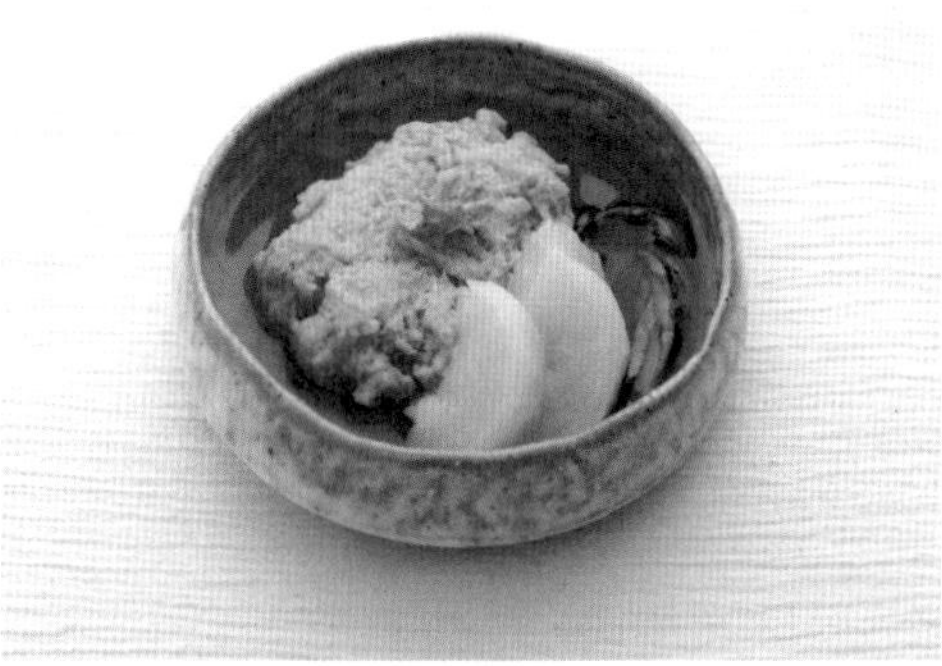

ハーブと桜えびの真薯

シンプルなだし汁に血液浄化作用の高いレンコンを使った真薯。アンチエイジング作用の高いエビを用い、ピリッとしたアクセントになる山椒を混ぜました。ルッコラの苦味で唾液分泌を促進。

【材料】2人分

A
- 蓮根…3cm幅
- からだに寄り添うブイヨン(P95)…大さじ1
- 塩…小さじ1
- 山椒…ひとふり
- ブラックタイガー…4匹
- 白ネギ…粗みじん切り小さじ1
- 酒…小さじ1

卵…1個
干し桜えび…大さじ1
パウダー状にした葛粉…大さじ1

B
- からだに寄り添うブイヨン(P95)…400cc
- 醤油…小さじ1
- 塩…ひとつまみ

からだに寄り添うブイヨンで使ったかぶとかぶの茎…適量
ルッコラ…適量

【準備】
- レンコンは皮をむいてすりおろし、塩をしておく
- ブラックタイガーは殻をむき背ワタをとり、卵白で洗って水気を切っておく

【作り方】
1. ボウルにAを全て入れてハンドミキサーに軽くかける。
2. 1に解きほぐした卵を加えて混ぜ、さらに干し桜えび、葛粉の順で混ぜラップで包んで丸める。
3. 鍋にBと2を入れ、蓋をして10分ほど弱火で煮る。ルッコラは蓋の上に置いて熱を入れる。
4. 2のラップを外して器に盛り付け、くし切りにしたかぶと細かく刻んだ茎、ざく切りにしたルッコラをそれぞれ適量あしらって出来上がり。

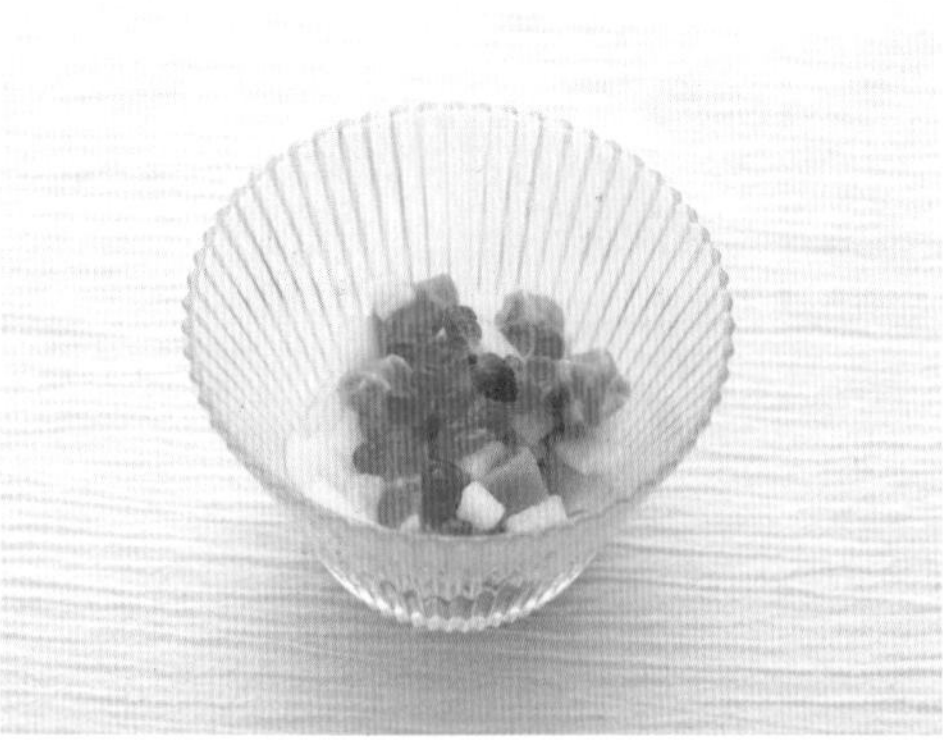

大根とサーモンの宝石マリネ

大根は消化酵素がたっぷりの食材。美肌作用が高いサーモンのアスタキサンチンにレモンのビタミンCを添えることで、より効果が高まります。だし汁を加えることでバランスのとれた旨味に仕上がります。

【材料】2人分
大根…2cm
塩…少々
からだに寄り添うブイヨン(P95)…大さじ1
A
- 刺身用サーモン…2cm幅
- オリーブオイル…大さじ1
- レモン汁…大さじ1
- 塩…ひとつまみ

塩イクラ…適量

【準備】
・大根とサーモンはさいの目切りにする
・ボウルにAを入れて、サーモンをマリネしておく

【作り方】
1. 大根に塩をして水気を出してから、からだに寄り添うブイヨンをかけ20分ほどつける。
2. Aと合わせる。
3. 2を器に入れて、飾りに塩イクラを散らして出来上がり。

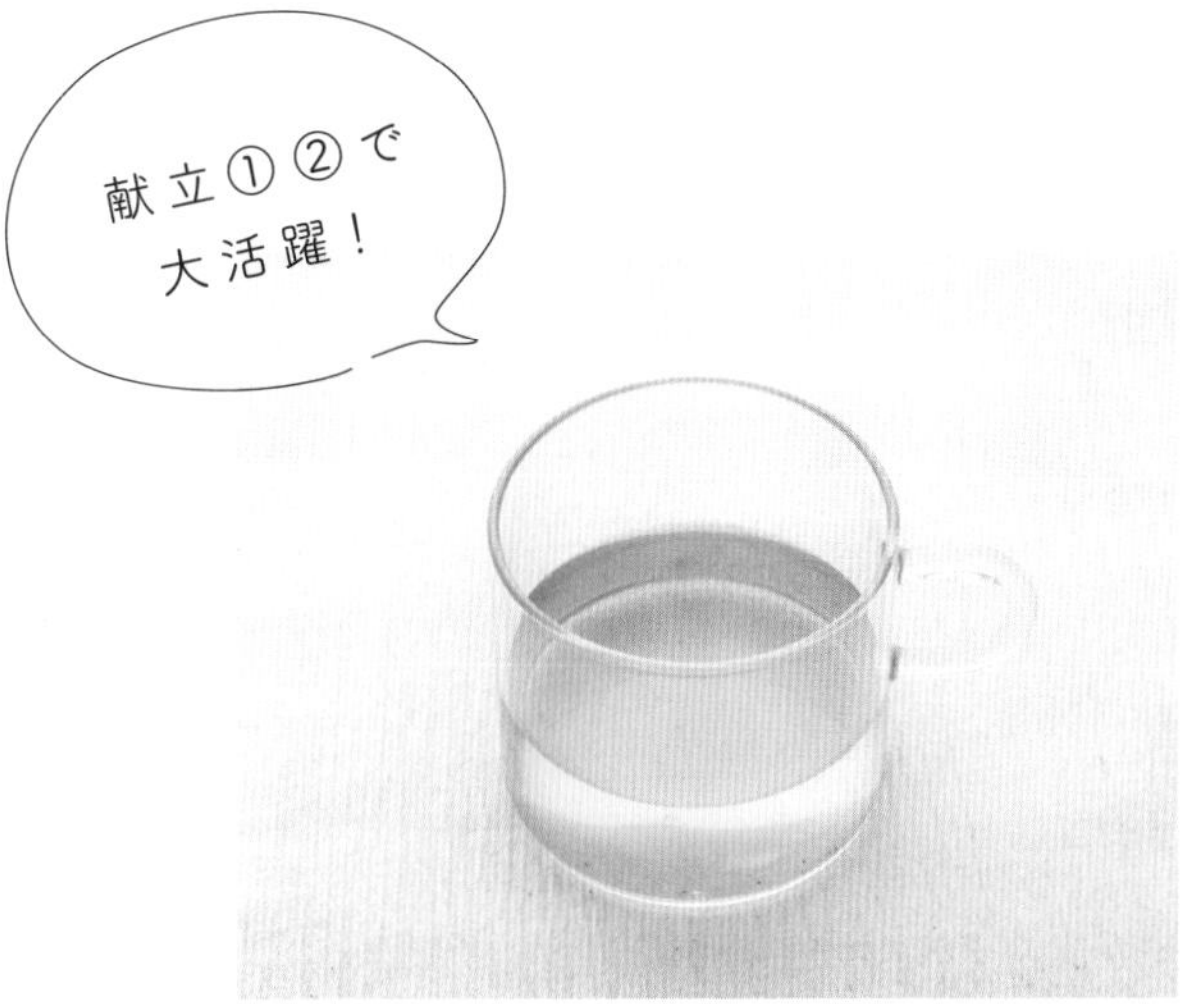

からだに寄り添うブイヨン

材料を切ってひと晩おくと、米麹の酵素と野菜乾物の素材の旨味がうまく調和し抽出されます。かぶやジャガイモをおだしに使うことで、根菜独特のミネラルも摂取できます。味噌汁、うどん、野菜の煮物、魚の煮物、お鍋のだしなどにご活用ください。胃もたれ、食欲がない時や乾燥が強いと感じる時、疲れがひどくて便秘や下痢になっている時は、このまま飲んで胃腸を休ませてください。

【材料】作りやすい分量
乾燥麹…大さじ1
（もしくは塩麹小さじ1）
梅干し…1個
昆布…3cm角2枚
ジャガイモ…2個
かぶ…1個
お酒…大さじ2
水…1.5ℓ

【準備】
・乾燥麹は同量のぬるま湯で柔らかくなるまで戻す
・ジャガイモとかぶは、皮ごと半分に切る。かぶの茎はざく切りにする
・材料をすべて鍋に入れて、一晩おいておく

【作り方】
1. 厚手の鍋でごく弱火にかける（鍋肌が少しふつふつする程度）。
2. 40分ほど煮てから布を敷いたざるで濾して出来上がり。

からだをいたわる命《いのち》のごはん

余《よ》命《めい》3カ月《げつ》のガンを克《こく》服《ふく》した私《わたし》のレシピ66

令和2年5月10日　初版第1刷発行

著者　髙《たか》遠《とう》智《とも》子《こ》
発行者　辻《つじ》浩《ひろ》明《あき》
発行所　祥《しょう》伝《でん》社《しゃ》
〒101-8701
東京都千代田区神田神保町3-3
03（3265）2081（販売部）
03（3265）1084（編集部）
03（3265）3622（業務部）

撮影　竹内佐蝶子
ブックデザイン　荻原佐織（PASSAGE）
イラスト（P64）　須山奈津希

印刷　図書印刷
製本　ナショナル製本

ISBN978-4-396-61729-5 C0047
Printed in Japan
祥伝社のホームページ　www.shodensha.co.jp